La revolución de la pérdida de grasa ™
La dieta HCG 750+ ™

Pierda peso sin recuperarlo y sin pasar hambre.

Una dieta fácil de seguir con resultados asombrosos.

Recetas, información nutrimental y diario de alimentación.

Dr. Anil M. Patel, M.D.

_____

COMER SANAMENTE ES VIVIR SANAMENTE ®

Dr. Anil M. Patel, M.D.

Certificado por la Academia Estadounidense de Medicina
Familiar
Subespecialidad: Manejo del peso y medicina estética
Investigación clínica: Sub-investigador
Profesor adjunto:
Facultad de medicina Osteopática de la Universidad Touro en
Nevada

Autor de los siguientes libros:

- Instant Access Wards (Pabellones)
- Instant Access Hospital Admissions (Admisiones hospitalarias)
- Instant Access Orthopedics and Sports Medicine (Ortopedia y medicina del deporte)
- Instant Access EKG interpretations and cardiac studies (Interpretaciones de ECG y estudios cardiacos)
- Revolution in Fat Loss: Patel Proprietary Diet (La revolución en la pérdida de grasa: La dieta exclusiva de Patel)

Para encontrar más información sobre nuestros servicios y productos,
por favor visite:
www.iHealthRevolution.com o escanee el siguiente código QR

Consulte a su médico o proveedor de servicios de salud antes de empezar esta
dieta.

La revolución en la pérdida de grasa, La dieta HCG 750 +
Primera publicación: 2011
Datos de publicación en el catálogo de la Biblioteca del Congreso
Patel, Anil
ISBN - 10 0-9847098-0-0
ISBN-13 9780984709809

Traducido del inglés por Víctor Hernández García

Nota

Los conocimientos médicos cambian constantemente. El lector tiene la responsabilidad de informarse antes de iniciar cualquier dieta o programa de pérdida de peso. El autor de este libro ha consultado fuentes consideradas confiables en sus esfuerzos por proporcionar información completa y que, en términos generales, se apegue a los estándares aceptados en el momento de su publicación. Ni el autor, el impresor o el editor asumen ninguna responsabilidad por ningún daño personal y/o efectos secundarios derivados del programa de pérdida de peso descrito en esta publicación.

Los créditos y reconocimientos tomados de otras fuentes y reproducidos con autorización en este libro aparecen en la página correspondiente dentro del texto.

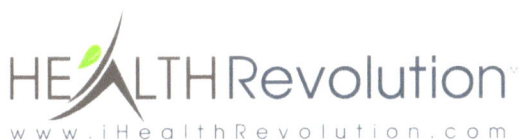

HE▲LTHRevolution

www.iHealthRevolution.com

Contenido

¡Ojalá fuera tan fácil!

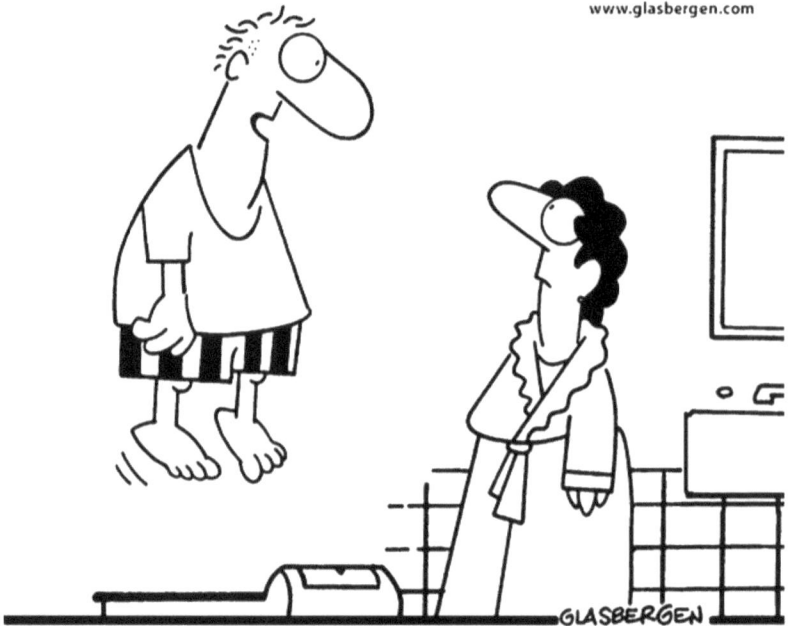

"¡Perdí 89 kilos con la dieta del helio!"

Reproducido con la autorización de Randy Glasbergen.

El propósito y el beneficio de este libro

El propósito de este libro es ayudarle a estar más sano. El manejo del peso es un elemento fundamental de la buena salud. Este programa de pérdida de peso le servirá como una guía para consumir alimentos e ingredientes naturales.

Este libro le guiará a través del proceso de pérdida de grasa sin el estrés de estar a dieta. He diseñado este libro para que le resulte muy práctico y le ayude a obtener resultados óptimos.

Por favor consulte a su médico antes de empezar la Dieta HGC 750+®

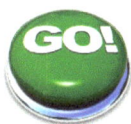

Para comenzar

Ahora que ha decidido iniciar la dieta HGC 750+®, ha dado el primer paso para lograr una vida saludable y minimizar la ocurrencia de problemas médicos potencialmente graves relacionados con la obesidad, como cáncer, ataque cardíaco, apoplejía, renopatía y otras.

La dieta HGC 750+® fue diseñada por mis colegas y por mí luego de una intensa investigación.

Me gustaría ser el primero en felicitarlo por dar el primer paso para estar más sano.

Su viaje no implica sólo la pérdida de peso, sino que es todo un cambio en su estilo de vida. Esto le permitirá seguir perdiendo peso aún después de terminar exitosamente la dieta HGC 750+®.

¡Buena suerte!

"La base de toda la felicidad es la salud." Leigh Hunt

Introducción

Mi historia comienza en India. Al criarme en un pueblo integrado por una población de menos de 5,000 personas, la vida era dura y difícil. La comida era vista como un lujo. Una persona era considerada rica si no tenía que preocuparse por lo que comería al día siguiente. Cuando emigré a Estados Unidos a los 12 años de edad, poco a poco aprendí inglés y traté de comprender la cultura. Creciendo en Estados Unidos, me di cuenta de que la mayoría de las personas de ese país realmente no tenía que preocuparse por la comida. Observe que había muchas organizaciones establecidas para proporcionar alimento a la gente. Conforme fui creciendo, terminé mis estudios en la Facultad de Medicina y comencé con mi entrenamiento médico, observé una creciente tendencia en los pacientes a quienes admitía en el hospital. Ingresé a pacientes con ataque cardíaco, apoplejía, pancreatitis secundaria a triglicéridos elevados, varios tipos de cáncer, hipertensión no controlada y celulitis crónica debida a estasis venosa. En la mayoría de esos pacientes, el trastorno se debía a que padecían sobrepeso. La obesidad se incorporaba lentamente en la cultura estadounidense. Han pasado 10 años desde que terminé mis estudios en la Facultad de Medicina, y lo que se pensaba en ella acerca de las complicaciones del sobrepeso es ahora toda una realidad a punto de convertirse en una epidemia entre las personas adultas. La nueva tendencia es aún más alarmante porque se proyecta que en menos de 10 años, la obesidad sea también una epidemia entre los niños. También se ha proyectado que la "próxima generación" (las personas nacidas entre 1990 y 2000) tendrán una vida más corta que sus padres a menos que cambien realmente su estilo de vida. Esto desafía a la evolución humana y se debe totalmente al estilo de vida actual. Este fenómeno es muy inusual, pues desde que los seres humanos comenzaron a evolucionar, cada nueva generación tiende a vivir más tiempo que sus antepasados. Estados Unidos no es el único país donde se ha observado esta tendencia. Los datos de otros países industrializados también siguen la tendencia que observamos en Estados Unidos.

¿Quiénes son los culpables de la inminente epidemia de obesidad en Estados Unidos? El fenómeno tiene muchas variables. Ante todo, nosotros mismos somos culpables de esta tendencia. Como sociedad, hemos creado esta cultura en la que el consumo de alimentos procesados se ha convertido en la norma. Comer una hamburguesa y papas fritas o un perrito caliente y un refresco en el almuerzo se ha convertido en parte de nuestro estilo de vida. Incluso en los lugares donde aprendemos acerca de la nutrición y de la salud (por ejemplo, en la escuela) se sirven comidas muy procesadas como pizza y leche con sabor a chocolate atiborrada de jarabe de maíz alto en fructosa, y se han instalado máquinas expendedoras que distribuyen refrescos y jugos de frutas llenos de azúcares poco saludables. El producto final de los alimentos procesados es la falta de salud para todas las personas. Por ejemplo, una hamburguesa procesada empieza con ganado vacuno al que se le inyectan esteroides y se le aplican antibióticos, y termina con carne remojada en amoníaco. El amoníaco se utiliza para destruir las bacterias, pero es tóxico para los seres humanos. Ingredientes como los esteroides, antibióticos, amoníaco y jarabe de maíz alto en fructosa producen la mayoría de las enfermedades derivadas de la obesidad.

¿Cómo manejar la obesidad? No hay ninguna respuesta fácil a esa pregunta. Existen muchos factores que deben ser puestos en orden. El primero y más importante consiste en descartar cualesquier padecimientos médicos relacionados. Existen muchos padecimientos, como los tumores, así como tratamientos que pueden producir obesidad. Algunos trastornos comunes son el hipotiroidismo, el síndrome de Cushing, la depresión, el síndrome de Prader-Willi, y el síndrome del ovario poliquístico. Una vez que se han descartado los trastornos médicos, el siguiente paso es encontrar una dieta con la que usted se sienta cómodo y que le permita mantener la pérdida de peso que ha logrado.

Como seres humanos, nos gusta obtener resultados rápidos. Esto no siempre es positivo porque existen muchos programas en el mercado que le permiten perder peso muy rápidamente, pero para mantener dicha pérdida de peso, usted debe cambiar su estilo de vida. A menos que cambie sus hábitos, recuperará el peso perdido en unos cuantos meses o un año.

¿Qué es lo que distingue a esta dieta de las demás dietas en el mercado? Bueno, esta dieta no sólo se centra en la pérdida de grasa. También se centra en hacer cambios en su estilo de vida. Este libro le enseña cuáles son los buenos hábitos que debe seguir y cuáles son los que debe eliminar de su rutina diaria. Por ejemplo, una de las recomendaciones que hago en este libro consiste en nunca saltarse una comida. En términos simples, cuando usted se salta una comida, su cuerpo siente que usted está muriendo de hambre. La próxima vez que coma, su cuerpo tratará de almacenar toda la grasa, y esto le hará subir de peso.

En resumen, perder y mantener la pérdida de peso sólo se consigue mediante cambios en el estilo de vida, lo cual no es una tarea fácil, pero usted apreciará los beneficios al convertirse en una persona nueva y más sana.

Libérese de los hábitos poco saludables y únase a nosotros en la revolución para eliminar la grasa y conquistar a la obesidad.

¿Cuáles son las causas de la obesidad?

La obesidad es un tema complicado para el que existen muchas teorías. Algunas están respaldadas por la ciencia, mientras que otras no lo están. Hablaré únicamente de las teorías respaldadas por la ciencia.

Existen muchos trastornos médicos que pueden provocar la obesidad:

1. Hipotiroidismo
2. Síndrome de Cushing
3. Síndrome de Prader-Willi
4. Depresión
5. Síndrome del ovario poliquístico

Existen varios tratamientos médicos que pueden causar un aumento de peso o interferir con la pérdida de grasa.

1. Prednisona
2. Cualquier tipo de esteroides
3. Ciertos antidepresivos
4. algunos anticonceptivos orales
5. Diabeta y Diabinese
6. Nexium y Prevacid

Las teorías más respetadas en las comunidades médicas son: genética, emociones, factores humanos (sobrealimentación, consumo de alimentos procesados y falta de ejercicio) metabolismo lento (proceso de envejecimiento, pasar por alto comidas).

1. Factores genéticos: Los genetistas han identificado una variante del gene asociado con la grasa corporal y la obesidad (FTO) que hace que las personas ganen peso y presenten un riesgo de padecer obesidad. Este gene también se ha vinculado con la enfermedad de Alzheimer. Las personas que tienen la secuencia específica de ADN son más pesadas en promedio, y su circunferencia de cintura es entre media pulgada y una pulgada más grande que la de las personas que no tienen esa secuencia. Paul Thompson, catedrático de neurología de la UCLA, dice que "las personas que poseen el gene de riesgo pueden hacer ejercicio y alimentarse sanamente para controlar la obesidad y el deterioro cerebral".

2. Factores emocionales: Los seres humanos estamos llenos de emociones. Estar en un entorno estresado/de alta presión puede producir distintas clases de emociones, desde la depresión hasta la cólera. Esto no quiere decir realmente que las personas obesas tiendan a ser más emocionales. Literalmente, esto indica que algunas personas con sobrepeso tienden a procesar las emociones de manera diferente y encontrar consuelo en la comida. Con estos factores, un catalizador como la intervención psicológica podría resultar beneficioso.

3. Factores humanos: En las sociedades industrializadas, estos son los factores más importantes que influyen en la obesidad. Factores como la sobrealimentación, el consumo de alimentos procesados y un estilo de vida sedentario son las razones más comunes.

4. Metabolismo lento: Es una de las razones por las que las personas tienden a ganar peso cuando envejecen. Esto empieza generalmente después de los 30 años de edad. Otra razón para el metabolismo lento es pasar por alto las comidas. Es por ello que tomar pequeñas comidas frecuentemente acelera su metabolismo y puede ayudarle a eliminar grasa.

"Un objetivo sin un plan es sólo un deseo."

Larry Elder

Historias de éxito

"Supe del protocolo HCG 750 + gracias a un amigo del trabajo. Le hice varias preguntas y decidí probarlo. Ha sido una experiencia maravillosa. Hasta la fecha, he perdido cerca de 18 kilos en dos meses. Me siento física y mentalmente como una nueva persona. Siempre tengo suficiente energía para realizar las tareas más rápidamente y con mayor eficiencia. Recomiendo el protocolo Patel HCG 750 + a todas las personas que necesiten ayuda con su peso y sus hábitos alimentarios."

J. Romero, Las Vegas, NV

"Recomiendo ampliamente el programa de pérdida de peso HCG del doctor Patel. No sólo perdí seis kilos en el programa de 21 días, sino que también pude dejar de tomar medicamentos para la presión sanguínea sin ningún riesgo. He vuelto a pesar 84 kilos, como cuando iba a la universidad, me siento perfectamente, y me veo mucho más joven. Como estímulo adicional, el Dr. Patel me proporcionó un índice de masa corporal que evalúa mis factores de riesgo relacionados con el peso. En conclusión, me alegro mucho de haber seguido el programa."

J. Sprecher, Henderson, NV

"¡¡Impresionante!! Recomiendo el protocolo HCG 750 + a cualquier persona dispuesta a comprometerse a perder peso."

H.R.S, Las Vegas, NV

"Encontré al Dr. Patel a través del programa (S.T.O.P.) de la Fundación para la Salud de los Maestros. Después de seguir el programa, me siento mejor y más sano. Espero seguir adelante con mi nuevo estilo de vida. Mi hermana me dice que luzco muy feliz."

E. Galyean, Las Vegas, NV

"El programa de pérdida de peso ha sido completamente asombroso. El programa me ayudó perder los kilos extra que había cargado durante más de 15 años y el enfoque sobre la alimentación me durará toda la vida. Gracias por ayudarme a cambiar mi vida para bien."

K. Brenner, Las Vegas, NV

"Soy médico y he tenido problemas de peso durante toda mi existencia. Me he sometido a todo tipo de dietas a lo largo de mi vida. La dieta HCG, a través de Om Medical, es la dieta mejor y más fácil que he probado. Quiero agradecer al Dr. Patel por aconsejarme y guiarme durante todo este proceso."

Dr. Ornstein, Las Vegas, NV

Beneficios y riesgos

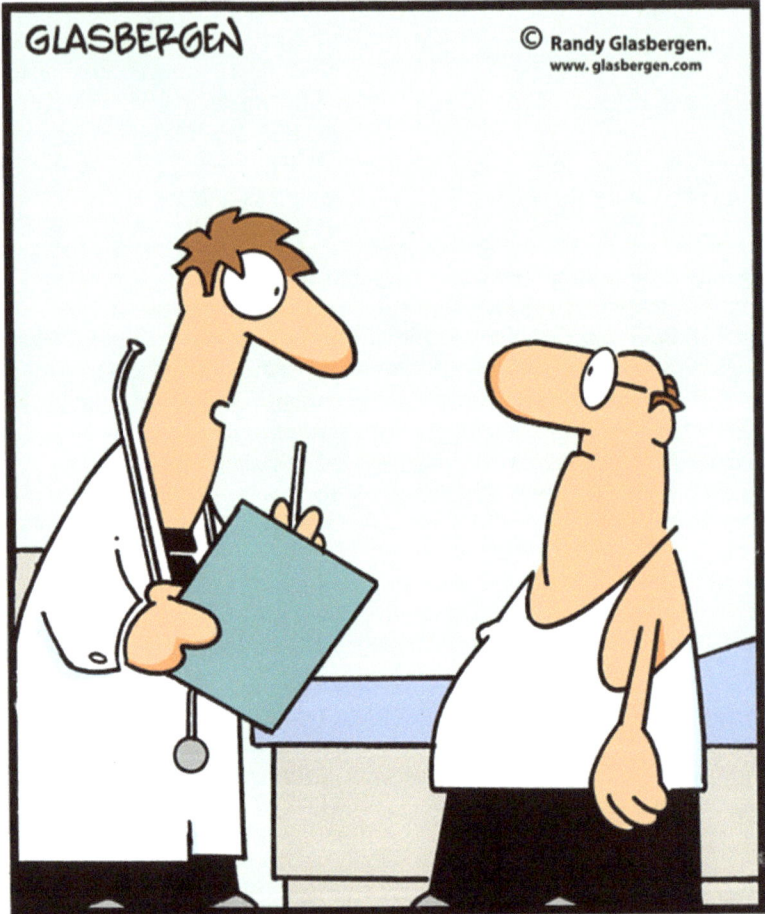

"¿Qué prefiere: hacer ejercicio una hora al día o estar muerto 24 horas al día?"

¿Qué necesitará hacer antes de empezar la dieta HGC 750+™?

1) Lea todo el libro muy cuidadosamente.

2) Mantenga la mente abierta con respecto a la dieta y piense positivamente.

3) Deseche todos los artículos que el libro dice que debe evitar. (Vea la página 25)

4) Compre una báscula para pesar alimentos.

5) Escriba el nombre de sus alimentos favoritos y consúmalos durante sus días de exceso (primeros dos días de la dieta).

6) Compre una o varias botellas de agua

7) Compre complementos multivitamínicos.

8) Compre semillas de chía (opcional).

9) Compre un podómetro (opcional).

"La primera victoria y la mejor es conquistarse a uno mismo."

Platón

¡Piense positivamente!

¡Crea en usted mismo!

<u>Dígase a usted mismo:</u>

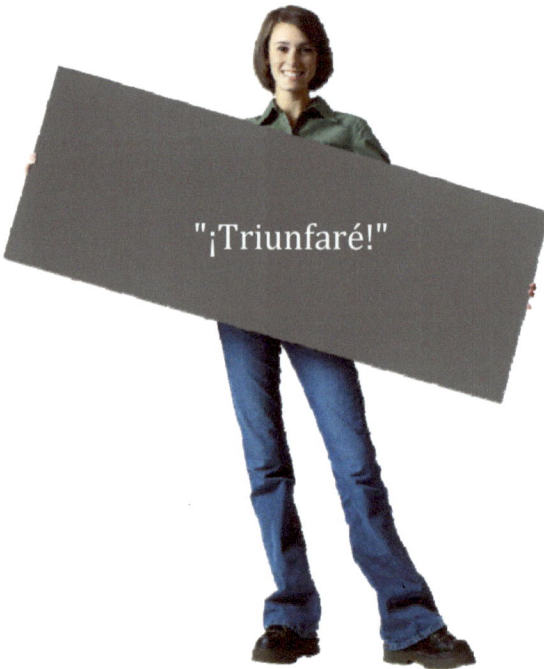

"¡Triunfaré!"

Acerca de la dieta HGC 750+™

La dieta del programa de pérdida de peso HCG 750 + fue diseñada tras una profunda investigación independiente realizada por nuestros médicos certificados especialistas en medicina familiar. El protocolo se ha desarrollado combinando los siguientes elementos:

- Dieta baja en carbohidratos.

- Dieta de bajo índice glucémico.

- Recomendaciones de buena salud.

- Diario de alimentación.

- Recomendaciones nutrimentales.

- Medicamentos.

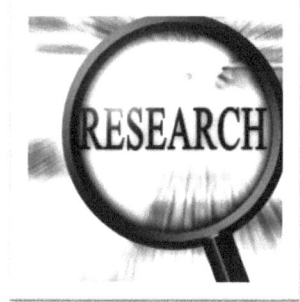

La pérdida de peso promedio que hemos observado en nuestra práctica con personas que siguen la dieta HGC 750+® es de entre 0.9 y 2.2 kilos por semana. También hemos observado que las personas suelen perder una mayor cantidad de grasa durante los primeros 7 a 10 días de la dieta. La mayoría de las personas sigue eliminando grasa durante la fase de mantenimiento de la dieta.

"Deje de lado todas las excusas y recuerde esto: USTED puede hacerlo."

Zig Ziglar

El protocolo del Dr. Simeon *vs.* el del Dr. Patel	
El protocolo de la dieta HCG del Dr. Simeon	**el protocolo de la dieta HCG 750+ ™**
Se basa en una cantidad de 500 calorías diarias.	Se basa en una cantidad de más de 750 calorías diarias.
La dieta está sujeta a una severa restricción de alimentos.	La dieta permite el consumo de una gran variedad de alimentos.
Dieta basada en evitar alimentos grasos y carbohidratos.	Dieta basada en el índice glucémico, en las cargas glucémicas bajas y en un bajo índice de carbohidratos.
Se evita el uso de ciertas cremas, lociones, y aceites.	Sin restricciones con respecto al uso de cremas, lociones o aceites.
No es necesario hacer ejercicio.	Es necesario hacer ejercicio.
No utiliza la sustitución de alimentos.	Recomendaciones específicas para la sustitución de alimentos con un batido nutritivo diario (opcional).
No se utilizan suplementos altamente nutritivos.	Se utilizan suplementos naturales altamente nutritivos (semillas de chía).
No se proporciona ningún diario de alimentación para dar seguimiento a la dieta.	Se proporciona un diario de alimentación para ayudar a dar seguimiento a la dieta recomendada.
No se proporciona un diario para documentar los alimentos.	Se proporciona un diario para documentar la ingesta diaria de alimentos y el ejercicio.
Se recomienda que los pacientes se pesen diariamente.	No se recomienda que los pacientes se pesen diariamente.

Tabla del IMC (índice de masa corporal)

IMC	Categoría de peso
Menos de 18.5	Debajo de lo normal
18.5 -24.9	Normal
25.0 -29.9	Con sobrepeso
30.0 y más	Obeso

Por ejemplo, aquí se presentan los intervalos de peso, los intervalos correspondientes de IMC y las categorías de peso para una estatura de muestra.

Estatura	Intervalo de peso	IMC	Categoría de peso
	56.24 kg o menos	Menos de 18.5	Debajo de lo normal
1.80 m	56.69 a 76.2 kg	18.5 a 24.9	Normal
	76.65 a 91.62 kg	25.0 a 29.9	Con sobrepeso
	92.07 o más	30 o más	Obeso

¿Qué es el IMC?

El índice de masa corporal (IMC) es un número que se calcula a partir del peso y la estatura de una persona. El IMC es un indicador bastante confiable de la cantidad de grasa en el cuerpo de la mayoría de las personas. El IMC no mide directamente la grasa corporal, pero las investigaciones han demostrado que se correlaciona con medidas directas de la grasa corporal, como el peso bajo el agua y la absorciometría dual de rayos X (DXA).[1, 2] El IMC se puede considerar como una alternativa a las mediciones directas de la grasa corporal. Además, es un método económico y fácil de utilizar para detectar las categorías de peso que pueden provocar problemas de salud.

¿Cómo se utiliza el IMC?

El IMC se usa como una herramienta de selección para identificar los posibles problemas de peso en las personas adultas. Sin embargo, el IMC no es una herramienta diagnóstica. Por ejemplo, una persona podría tener un IMC alto. Sin embargo, para determinar si el peso excesivo es un riesgo para la salud, un profesional de la salud necesitaría llevar a cabo otras valoraciones. Entre ellas se podrían incluir las mediciones del grosor de la piel, evaluaciones de la alimentación, actividad física, antecedentes familiares y otras revisiones de salud apropiadas.

¿Por qué CDC usa el IMC para medir el sobrepeso y la obesidad?

El cálculo del IMC es uno de los mejores métodos para evaluar el sobrepeso y la obesidad entre la población. Dado que el cálculo requiere solamente la estatura y el peso, resulta económico y fácil de usar por los médicos y el público en general. El uso del IMC permite que las personas comparen su propia categoría de peso con la de la población general.

Para ver la forma basada en kilogramos y metros, o en libras y pulgadas, visite la página titulada "How is BMI calculated and interpreted?" (¿Cómo se calcula e interpreta el IMC?) (Http://www.nhlbisupport.com/bmi/bmicalc.Htm)

¿Cuáles son algunas de las otras formas de medir la obesidad? ¿Por qué CDC no las usa para determinar el sobrepeso y la obesidad entre la población en general?

Otros métodos para medir la grasa corporal son las mediciones del grosor de la piel (con un calibrador), el peso bajo el agua, la impedancia de bioeléctrica, la absorciometría dual de rayos X (DXA) y la dilución de isótopos. Sin embargo, estos métodos no siempre están fácilmente disponibles, además de ser costosos y requerir personal altamente capacitado. Asimismo, muchos de estos métodos pueden ser difíciles de estandarizar entre distintos observadores o máquinas, lo que complica las comparaciones entre estudios y períodos de tiempo.

¿Cómo se interpreta el IMC?

Para los adultos de 20 años o más, el IMC se interpreta utilizando categorías de peso estándar que son las mismas para todas las edades y para hombres y mujeres. Por su parte, en el caso de los niños y adolescentes, la interpretación del IMC es específica según la edad y el género.

¿Qué tan confiable es el IMC como indicador del porcentaje de grasa corporal?

La correlación entre el número de IMC y la grasa corporal es bastante sólida; sin embargo, dicha correlación varía según el género, el origen étnico y la edad. Estas diferencias incluyen los siguientes ejemplos: [3, 4]

- En un mismo IMC, las mujeres tienden a tener más grasa corporal que los varones.

- En un mismo IMC, las personas de mayor edad tienden a tener más grasa corporal, en promedio, que los adultos más jóvenes.

- Los atletas muy entrenados podrían tener un IMC alto debido al aumento en su volumen muscular y no a un aumento en la cantidad de grasa corporal.

También es importante recordar que el IMC es sólo uno de los factores relacionados con el riesgo de obesidad. Para evaluar la probabilidad de una persona de desarrollar enfermedades relacionadas con el sobrepeso o con la obesidad, en los lineamientos del National Heart,

Lung and Blood Institute (Instituto Nacional del Corazón, Pulmones y Sangre de EE UU) se recomienda analizar otros dos indicadores:

- La circunferencia de cintura de la persona (debido a que la grasa abdominal es un indicador del riesgo de sufrir enfermedades relacionadas con la obesidad).

- Otros factores de riesgo de la persona con respecto a enfermedades y padecimientos relacionados con la obesidad (por ejemplo, presión alta o inactividad física).

Para mayor información sobre la evaluación del riesgo de desarrollar enfermedades relacionadas con el sobrepeso y la obesidad, visite la siguiente página web del National Heart, Lung and Blood Institute: http://www.nhlbisupport.com/bmi/bmicalc.Htm

- Evaluar su riesgo

- Tabla del índice de masa corporal

- lineamientos clínicos para la identificación, evaluación y tratamiento de personas adultas con sobrepeso y obesidad

Si un atleta u otra persona con mucho músculo tiene un IMC de más de 25, ¿se considera que tiene sobrepeso?

De acuerdo con las categorías de peso del IMC, una persona con un IMC de más de 25 sería clasificada como con sobrepeso, y cualquier persona con un IMC de más de 30 sería clasificada como con obesidad. Sin embargo, es importante recordar que el IMC no es una medida directa de la grasa corporal, y que se calcula a partir del peso de una persona, el cual incluye el músculo y la grasa. Por consiguiente, algunas personas podrían tener un IMC elevado sin un porcentaje alto de grasa corporal. Por ejemplo, los atletas muy entrenados podrían tener un IMC alto debido al incremento de su volumen muscular y no a un incremento en la grasa corporal. Aunque algunas personas con un IMC que se encuentre en el intervalo de sobrepeso (de 25.0 a 29.9) podrían no tener un exceso de grasa corporal, la mayoría de las personas con un IMC en intervalo de obesidad (igual o mayor que 30) tendrán niveles altos de grasa corporal.

También es importante recordar que el peso es solamente uno de los factores relacionados con el riesgo de enfermedad. Si usted tiene preguntas o preocupaciones sobre si su peso es adecuado o no, debe hablar de ello con un profesional de la salud.

¿Cuáles son las consecuencias del sobrepeso y la obesidad para la salud de las personas adultas?

Los intervalos de IMC se basan en la relación entre el peso corporal y la enfermedad y la muerte.[5] Las personas con sobrepeso y obesidad presentan un riesgo mayor de sufrir muchas enfermedades y padecimientos de salud, entre ellos, los siguientes: [6]

- Hipertensión

- Dislipidemia (por ejemplo, altas concentraciones de colesterol malo, bajas concentraciones de colesterol bueno, o concentraciones altas de triglicéridos)

- Diabetes tipo 2

- Enfermedad arterial coronaria

- Ataque de apoplejía

- Enfermedades de la vejiga

- Osteoartritis

- Apnea del sueño y problemas respiratorios

- Algunos tipos de cáncer (endometrial, de mama y de colon)

- Fatiga

- Dolor crónico

Para mayor información acerca de estos y otros problemas de salud relacionados con el sobrepeso y la obesidad, visite los lineamientos clínicos para la identificación, evaluación y tratamiento de personas adultas con sobrepeso y obesidad.
http://www.nhlbi.nih.gov/health/prof/heart/index.htm#obesity

¿El IMC se interpreta de la misma forma para niños y adolescentes que para las personas adultas?

Aunque el IMC se calcula del mismo modo para niños y adultos, los criterios que se utilizan para interpretar el significado del IMC para niños y adolescentes son distintos a los que se usan para las personas adultas. En el caso de los niños y adolescentes, se utilizan percentiles de IMC específicos según la edad y el género por dos razones:

- La cantidad de grasa corporal cambia con la edad.

- La cantidad de grasa corporal es diferente entre niñas y niños.

Debido a estos factores, la interpretación del IMC de niños y adolescentes es específica según la edad y el género. Las tablas de crecimiento del IMC según la edad del CDC tienen en cuenta estas diferencias y permiten traducir el IMC en un percentil según el género y la edad de un niño.

Por otro lado, en el caso de los adultos, el IMC se interpreta mediante categorías que no dependen del género o de la edad.

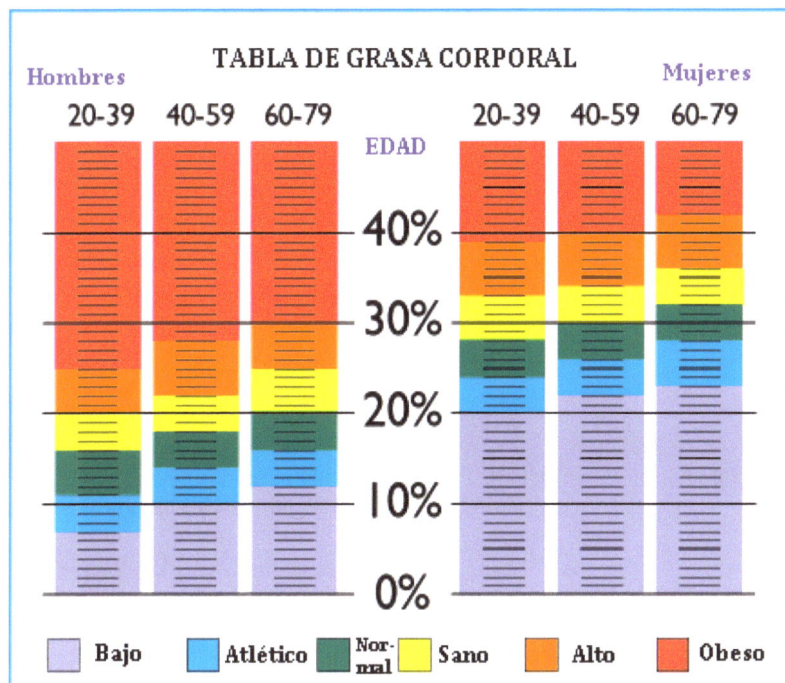

TABLA DE GRASA CORPORAL

Hombres

20-39 40-59 60-79

EDAD

Mujeres

20-39 40-59 60-79

40%
30%
20%
10%
0%

Bajo   Atlético   Nor-mal   Sano   Alto   Obeso

Fases de la dieta Patel HCG 750+ ™

Fase I: Días de excesos - día 1 y 2
            Coma tanto como quiera; permítase todos
            los alimentos que le gusten.

Fase II: Fase de dieta
            (Debe seguir la dieta recomendada).

            Debe consumir una opción del Cuadro A,
            del Cuadro B y del Cuadro C en el
            desayuno, el almuerzo y la cena.

            Puede comer hasta 3 bocadillos al día

Fase III: Fase de mantenimiento.
            (Debe seguir la dieta de mantenimiento).

Alimentos que debe evitar según el protocolo de la dieta HCG 750+ ™

Líquidos:
- Alcohol
- Refresco/Refresco de dieta
- Bebidas energéticas

Carnes:
- Pavo
- Carnes procesadas

Azúcares:
- Azúcares artificiales
- Productos que contengan jarabe de maíz alto en fructosa
- Sustitutos de azúcar
- Caña de azúcar

Frutas:
- Plátano
- Sandía
- Mango
- Piña
- Kiwi
- Papaya

Mantequilla
Margarina
Aderezo para ensalada

Maíz fresco
Comida rápida de cualquier tipo
Arroz blanco
Comida enlatada

"Si a sus objetivos les resta sus dudas, obtendrá su realidad." *Ralph Marston*

Ejercicios recomendados durante el régimen de pérdida de peso.

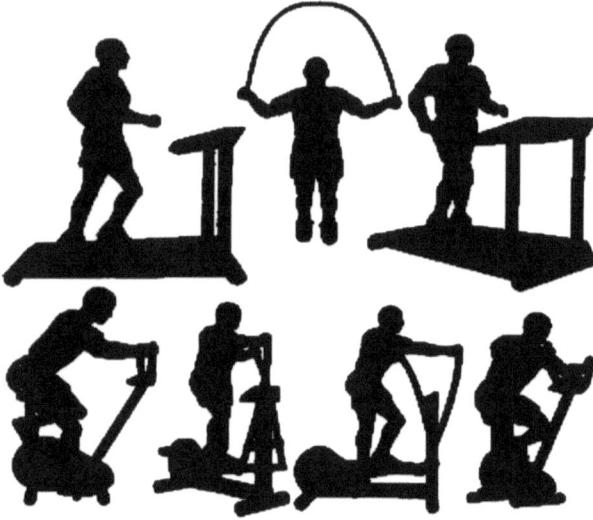

- Cinta rodante   20-30 minutos.
- Montar en bicicleta   20-30 minutos.
- Natación   20-30 minutos.
- Correr   20-30 minutos.
- Jogging   20-30 minutos.
- Bicicleta elíptica   20-30 minutos.

- Evite levantar pesas durante la fase de medicación.

- Se recomienda realizar ejercicios con pesas durante la fase de mantenimiento de la dieta.

- Nota: Si su entrenamiento consta de más de 30 minutos, debe incrementar su consumo de proteínas en aproximadamente 20 a 25 % más que lo recomendado en esta dieta.

"Deje de lado todas las excusas y recuerde esto: USTED puede hacerlo."

Zig Ziglar

"El ejercicio debe ser divertido; de otra manera, usted no será constante."

Laura Ramírez

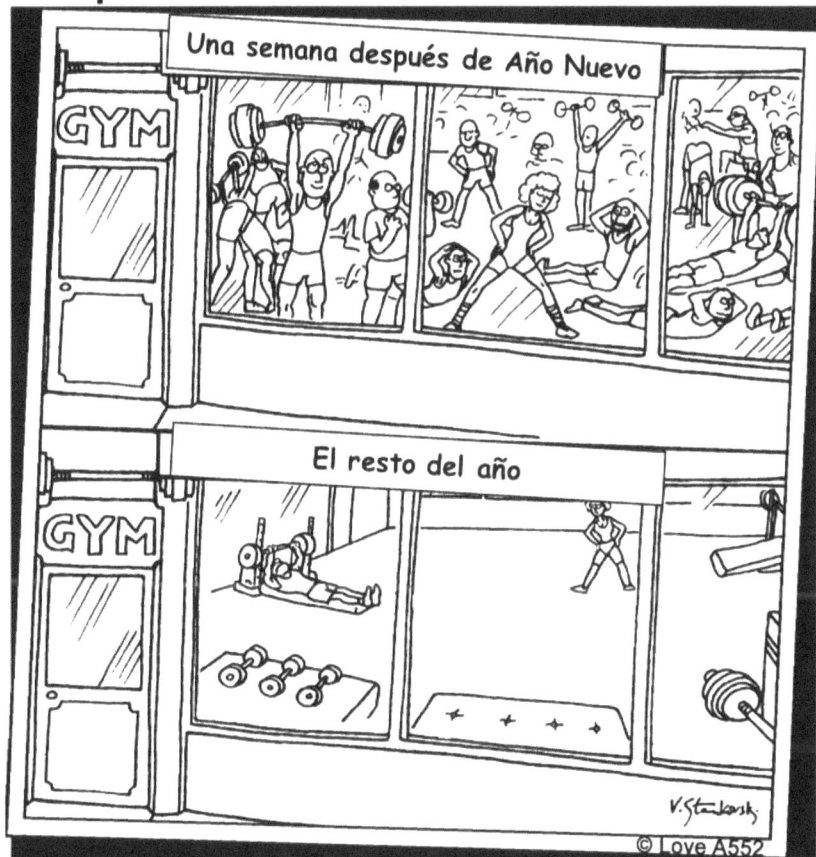

Reproducido con la autorización de Jason Love.

Medición y conversiones

- 1T = 1 taza

- Cdta. = Cucharadita

- Cda. = Cucharada

- 1 cucharada = 3 cucharaditas

- T = taza

- g = gramo

- 100g = 0.22 libras

- 100g = 3.5 oz.

- 3.5 oz. = 0.22 libras

Reglas importantes que debe seguir durante el programa.

- ¡¡NO PERMITA QUE LA DIETA LE ESTRESE!!
- En cada alimento, debe consumir 1 elemento de A, 1 elemento de B y 1 elemento de C.
- Puede consumir 3 bocadillos en 24 horas.
- Evite saltarse cualquier comida.
- ✓ En lugar de ello, considere la posibilidad de sustituir alimentos para el desayuno/almuerzo/cena o comer una barra de granola o una barra para el desayuno como bocadillo.
- Es obligatorio consumir al menos un bocadillo.
- Varíe los alimentos en cada comida.
- No consuma los mismos alimentos en el desayuno todos los días.
- No consuma los mismos alimentos en el almuerzo todos los días.
- No consuma los mismos alimentos en la cena todos los días.
- No consuma comida rápida ni de restaurante.
- No debe repetir un elemento de la opción A en un lapso de 48 horas.
- Para un mejor control del apetito: use semillas de chía (1-2 cucharadas) con cada alimento.

Continúa en la siguiente página

Reglas importantes que debe seguir durante todo el programa.

- **Mujeres: no consuman HCG durante su ciclo menstrual**
- Si usa semillas de chía, debe beber al menos medio litro de agua con ellas.
- Estreñimiento: use semillas de chía (2 a 3 s cucharadas al día con medio litro de agua)
- Espere 2 horas antes de consumir el siguiente alimento o bocadillo.
- Realice actividades que alivian el estrés (yoga, Pilates etc.).
- Duerma al menos 7 u 8 horas diarias.
- Considere la posibilidad de abstenerse de consumir nicotina.
- Considere la posibilidad de realizar ejercicios cardiovasculares y evite usar pesas.
- Evite pesarse diariamente (se recomienda hacerlo cada 7 a 10 días)
- SIGA LA DIETA DE ACUERDO CON ESTAS RECOMENDACIONES.

"No tener control sobre los sentidos es como navegar en un barco sin timón que se romperá en pedazos al chocar con la primera roca que encuentre en su camino."

Mohandas Karamchand Gandhi

Esta dieta podría ser peligrosa para su salud.

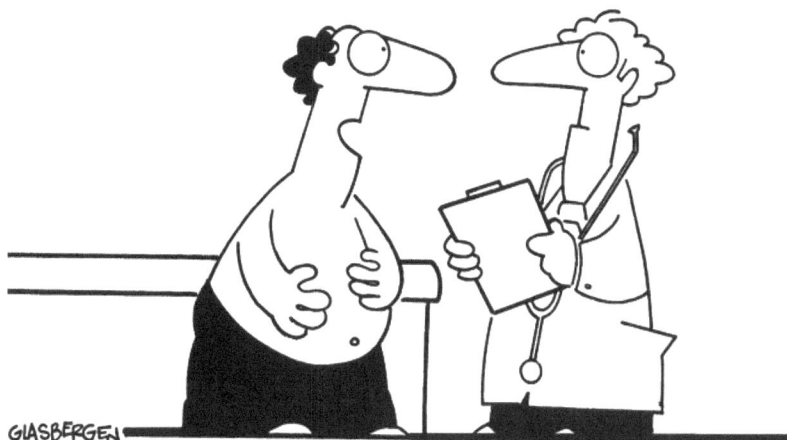

"Sigo fielmente mi dieta. En el desayuno, uso la dieta de Los Amantes del Huevo. En el almuerzo, paso a la Dieta de la Comida Rápida. En la cena, sigo la Dieta del Filete y Pasta. Y cuando veo TV, utilizo la Dieta de las Patatas Fritas."

Reproducido con la autorización de Randy Glasbergen.

Condimentos/aderezos	
Sal marina (1 cdta. en 24 horas)	4-5 rociadas de aderezo de bajo contenido graso
4-5 rociadas de aderezo Dijon bajo en grasa	1 cda. de condimento para fajitas (bajo en sodio)
1 Cdta. de salsa de soja ligera (baja en sodio)	2 cdas. de vinagreta balsámica
Cebolla mediana	2 cdas. de mostaza
Cilantro	1 cdtas. de condimento para tacos mexicanos
Limón/limón dulce	1 cdas. de reducción de vino tinto
Pimiento rojo	Rociada de Pam (3-6 rociadas)
Ajo	4 cdtas. de aceite de oliva
Jengibre	Chile jalapeño (fresco)
Pimienta negra	2 cdtas. de mayonesa sin grasa
Comino	Azafrán
Clavo de olor	Salvia
Albahaca	Ajedrea
Canela	Perejil
Hojas de laurel	Limonaria, zacate limón
Cebollinos	Semillas de eneldo
Cilantro	Jengibre
Romero	Paprika
Perejil	Nuez moscada
Salvia	Mejorana
Orégano	Cúrcuma
Tomillo	Semillas de mostaza
Estragón	Alcaravea
Agave/Truvia/Stevia como sustituto de azúcar (hasta 6 paquetes en 24 hrs.)	
Té o café ilimitado con sólo 1 cda. de leche	

Opciones de bocadillos
(se permiten hasta 3 bocadillos en 24 horas)
1 t. de cereales simples (sin azúcar, pasas o malvaviscos)
1 t. de apio picado
1 t. de pepino
1 nectarina
1 naranja
1 manzana
5 fresas
1 pomelo
½ t. de moras
½ t. de arándanos
½ t. de coliflor
½ t. de calabacines
2 t. de germinado de alfalfa
1 cda. de humus
3 t. de mezcla de lechuga con ½ tomate pequeño
2 t. de palomitas de maíz (sin sal/mantequilla)
1 t. de rábano en rebanadas
½ t. de ruibarbo (cortado en cuadritos)
½ t. de brócoli picado
½ t. de espárrago
2 t. de rúcula
3 ciruelas secas
½ t. de frambuesas
1 pera
1 durazno
1 ciruela
1 albaricoque
1 clementina (cruza de mandarina y naranja amarga)
1 t. de frambuesa norteamericana
1 ugli (injerto de pomelo y mandarina)
6 almendras (sin azúcar/sal)

Opciones para el desayuno (debe tener elementos de A+ B + C)
A
½ t. de clara de huevo
¼ t. de frijoles negros
½ t. de pimientos dulces
½ t. de Avena simple
½ t. de hongos
1   tortilla mexicana integral
½ t. de requesón (sin grasa o de bajo contenido graso)
½ t. de yogur (sin grasa o de bajo contenido graso)
1 t. de cereales simples (sin azúcar, pasas, nueces o malvaviscos)
½ t. de leche (descremada o desnatada)
B
½ pomelo
½ naranja
½ t. de arándanos
½ nectarina
½ t. de calabacines
1 manzana pequeña
5 fresas
50g de espinaca
½ tortilla mexicana integral
1½ t. de espárragos (frescos)
1 cdas. de humus
¼ t. de hongos
1 t. de apio picado (fresco)
1 t. de pepino (fresco)
3 ciruelas secas
1 t. cerezas
C
2 tostadas Melba/3 palitos de pan (Grissini)
2 fresas
½ t. de pepino (fresco)
½ manzana pequeña
½ t. de apio picado (fresco)
¼ t. de calabacines
¼ t. de arándanos
¼ t. de frambuesas
2 ciruelas secas

Opciones para el almuerzo o la cena
(debe contener elementos de A+ B + C)

A
CARNES
125g de pechuga de pollo
125g de filete magro
125g de lomo o solomillo
125g de ternera magra
125g de ternera molida
125g de carne molida
125g de lomo de cerdo
MARISCOS
125g de trucha de arroyo
125g de lucio
125g de hipogloso
125g de pez espada
125g de lubina
125g de platija
125g de pargo o huachinango
125g de gallo
125g de trucha
125g de tilapia
125g de lenguado
125g de mahi mahi
125g de atún
125g de salmón
125g de carne de cangrejo o de langosta
125g de langostino pelado
VEGETALES
200g de col
300g de coliflor
200g de berenjena
2 t. de quimbombó
¾ t. de lentejas (preferentemente germinadas)
¾ de taza de tofú firme
1 hamburguesa vegetariana (hamburguesa Boca)
100g de garbanzos / ¾ t. quinua (alternativa de arroz)
¾ t. de frijoles negros
200g de espinaca

Opciones para el almuerzo o la cena (B)
VEGETALES
150g de espinaca
2 t. de mezcla de ensalada verde
1 tomate grande
1 t. de achicoria
2 t. de rúcula
1 t. de coliflor
½ t. de brócoli picado
½ t. de espárragos
½ t. de colecitas de Bruselas
8 pzas. de hojas de lechuga
1 ½ t. de hinojo
2 t. de acelgas
2 t. de germinado de alfalfa (fresco)
½ t. calabacines
½ hamburguesa vegetariana
½ t. de frijoles negros
½ t. de hongos
1 t. de ejotes/vainitas/judías verdes
100g de arvejas/chícharos/guisantes
PRODUCTOS LÁCTEOS
½ t. de yogur (sin grasa o de bajo contenido graso)
½ t. de requesón (sin grasa o de bajo contenido graso)
FRUTAS
4 fresas medianas
½ naranja mediana
½ nectarina mediana
½ pomelo mediano
1 manzana mediana
1 t. de cerezas
½ t. de frambuesas
ARROZ /SUSTITUTO DE ARROZ
¼ t. de quinua (alternativa de arroz)
¼ t. de arroz marrón
PAN
½ pan pita de trigo
½ tortilla mexicana integral o 1 rebanada de pan integral

Opciones para el almuerzo o la cena (C)
VEGETALES
1 t. de apio picado
½ t. de brócoli picado
1 tomate mediano
1 t. de rábanos (en rebanadas)
2 t. de rúcula
½ t. de espárragos
½ t. de pimientos dulces
1 t. de pepinos en rebanadas
½ t. de colecitas de Bruselas
2 t. de germinado de alfalfa
¼ t. de calabacines
1 t. de rábanos (en rebanadas)
½ t. de ejotes/vainitas/judías verdes
50g de chícharos/guisantes
PRODUCTOS LÁCTEOS
¼ t. de yogur (sin grasa o de bajo contenido graso)
¼ t. de requesón (sin grasa o de bajo contenido graso)
FRUTAS
2 fresas medianas
½ pomelo mediano
½ naranja mediana
½ nectarina mediana
½ manzana mediana
½ t. de moras
½ t. de arándanos
¼ t. de frambuesas
½ t. de cerezas
VARIOS
¼ t. de frijoles negros
2 tostadas Melba
2 palitos de pan Grissini
2 cdas. de humus
1 t. de palomitas de maíz (sin sal/mantequilla)

Recetas de la fase de dieta

Burrito para el desayuno

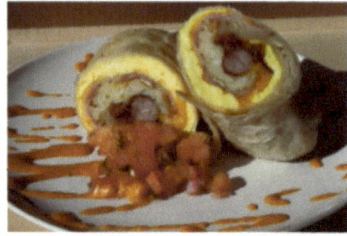

Ingredientes
1 tortilla mexicana integral
¼ taza de clara de huevo
2 cucharadas de queso
mozzarella rallado de bajo
contenido graso
Hojuelas de tocino tostado

Instrucciones: Rocíe una sartén con aerosol de aceite vegetal y cocine el tocino según las instrucciones del paquete. Retire el tocino y reserve. Añada las claras de huevo a la sartén. Cocine durante dos minutos a fuego medio, retire las claras de la sartén y deposítelas en la tortilla. Espolvoree con queso y trocitos de tocino. Sazone las claras con sal y pimienta. Enrolle la tortilla mexicana para formar un burrito. Envuelva en una toalla de papel, y cocine en el horno de microondas durante 10 segundos

Envoltorios de pollo italianos

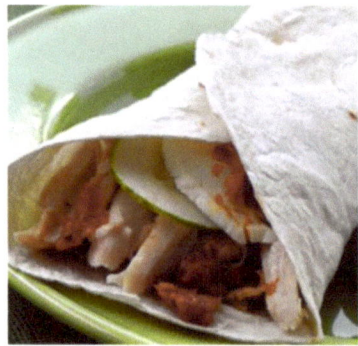

Ingredientes
3 tazas de brócoli (vegetales)
1 taza de pimientos dulces
en rebanadas
3.5 oz. de pechuga de pollo
asada/a la parrilla y
rebanada
6 rociadas de aderezo
italiano fuerte sin grasa
1 tortilla mexicana de harina
de trigo

Instrucciones
Cocine al vapor los vegetales con una rociada de aceite de oliva y un poco de agua; añada el pollo y el aderezo; hierva a fuego lento durante 5 minutos. Coloque los vegetales en la tortilla y pliegue para formar un envoltorio.

Recetas de la fase de dieta

Envoltorio de tortilla de huevo para el desayuno

Ingredientes

½ taza de claras de huevo
¼ de taza de espinacas cocidas
½ taza de queso fresco mozzarella
¼ de taza de tomates en cuadritos
1 cda. de cebolla en cuadritos
1 cda. de pimiento verde o rojo en cuadritos
1 tortita de salchicha Morningstar, cocinada y desmenuzada
1 Tortilla mexicana integral

Instrucciones

Mezcle todos los ingredientes excepto la tortilla. Coloque en un tazón grande de vidrio para microondas. Sofría a fuego medio. Cuando las claras de huevo se esponjen y no estén crudas en el centro, estarán listas. Añada todo el contenido del tazón a una tortilla mexicana baja en carbohidratos y envuelva.

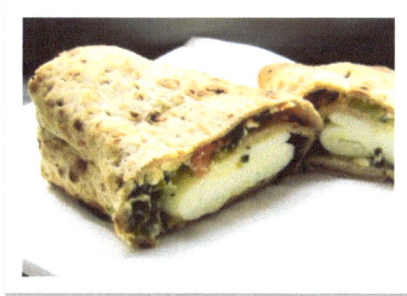

Quesadillas de pollo y vegetales mixtos

Ingredientes

3.5 oz. de pechuga de pollo cocida
1 tortilla mexicana integral
½ taza de cebollas picadas (rojas o amarillas dulces)
½ taza de hongos en rebanadas
½ taza de pimientos rojos en rebanadas, asados
¼ taza de queso mozzarella fresco

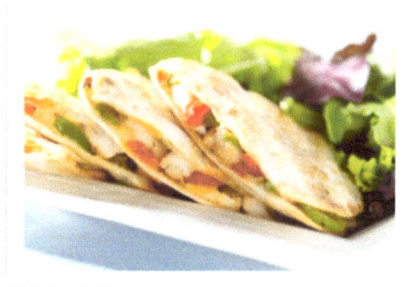

Instrucciones

Cubra una sartén o plancha grande con aerosol para cocinar. Ponga la sartén a fuego medio alto. Prepare las quesadillas cubriendo la mitad de cada tortilla con cantidades iguales de pollo deshebrado, pimientos rojos, cebollas y hongos, y doble la tortilla formando una media luna. Ponga la quesadilla en la sartén preparada y cocine durante 3-4 minutos por cada lado hasta que adquieran un color dorado y el queso se funda.

Recetas de la fase de dieta

Envoltorio de pollo con jalapeños

Ingredientes
3.5 oz. de pechuga de pollo cocida y finamente rebanada
1 rebanada de queso para untar
1 rebanada de cebolla finamente picada
1 tortilla integral
3 cdas. de salsa picante Búfalo
2 chiles jalapeños en rebanadas
1 cda. de aceite de oliva

Instrucciones
Caliente el aceite de oliva en una sartén y añada el pollo y la cebolla. Una vez que los ingredientes estén calientes, colóquelos sobre la tortilla.

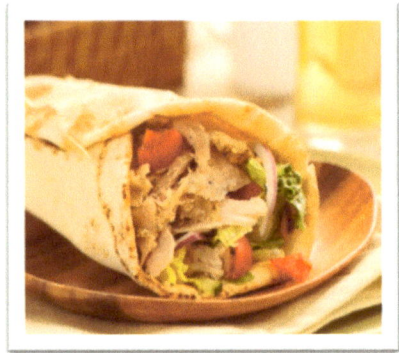

Chimichangas de pollo a la parrilla

Ingredientes

1 tortilla mexicana integral
3.5 oz. de pechuga de pollo rebanada
½ cdta. de ajo en polvo
½cdta. de comino molido
1 cda. de mezcla de aderezo para tacos mexicanos (baja en sodio)
½ taza de queso mozzarella

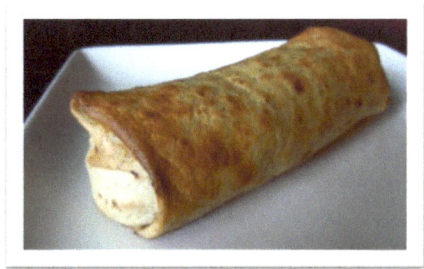

Instrucciones

Ase en la parrilla las rebanadas de pechuga de pollo. En un tazón pequeño, mezcle los condimentos con 2 rociadas de mantequilla. Desmenuce el pollo en tazón y remueva hasta que quede bien mezclado con los condimentos. Añada aproximadamente 3 cucharadas del queso, mezcle con el pollo y revuelva bien. Coloque la mezcla de queso y pollo sobre la tortilla (en el centro). Enrolle la tortilla y presione en la parrilla hasta que quede crujiente. Cubra cada lado de la tortilla con la mitad del queso restante y derrita en el horno de microondas durante 20 segundos o unos momentos debajo de la parrilla.

Recetas de la fase de dieta

Panini de vegetales

Ingredientes

1 tortilla mexicana integral
.65 oz. de berenjena (en tiras)
.65 oz. de calabacines (en tiras)
3 hojas de albahaca fresca
.25 oz. de pimiento rojo asado
 2 rebanadas de tomate fresco
.25 oz. de hojas frescas de espinaca

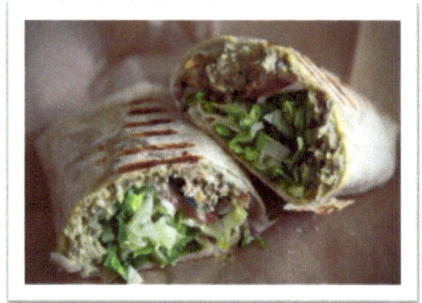

Instrucciones

Ase a la parrilla/sofría la berenjena y los calabacines (sazone con sal y pimienta)

Tome la tortilla y coloque los vegetales cocinados en el centro; coloque encima la albahaca, los pimientos rojos asados, las rebanadas de tomate y las hojas de espinaca. Doble la parte inferior hacia arriba, los lados hacia adentro y enrolle para cerrar. Coloque en una prensa Panini o en un asador George Forman con un poco de aerosol Pam, cocine durante 2 minutos. Corte por la mitad.

Pizza de hongos

Ingredientes

1 pan árabe integral
½ t. de salsa para pizza
½ t. de hongos
0.25 t. de queso mozzarella (rallado)

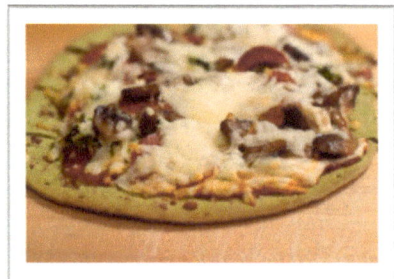

Instrucciones

Ponga el pan árabe sobre la plancha de hornear. Unte la salsa y coloque los hongos encima. Espolvoree el queso y hornee durante algunos minutos a 375 grados. Una vez fuera de horno, espolvoree las hierbas frescas (perejil, cebollinos, etcétera).

Recetas de la fase de dieta

"Pastata"

Ingredientes
¼ de taza de carne de soja preparada
¼ de taza de agua hirviendo
¼ cda. de ajo en polvo
¼ cda. de cebolla en polvo
¼ cda. de paprika ahumada
1 pizca de sal marina
1 hongo Portobello pequeño finamente rebanado
8 oz. de fideos Shirataki, escurridos y colados
Un poco de salsa picante
2 cdas. de salsa
2 cdas. de agua
½ cda. de orégano
½ taza de claras de huevo

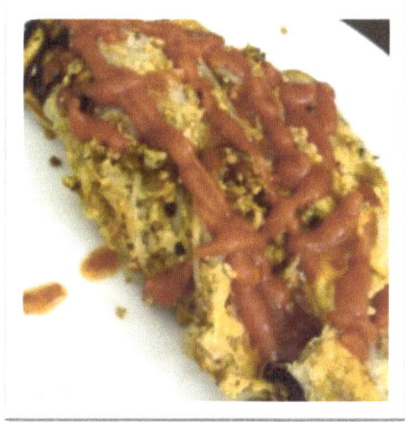

Instrucciones

Coloque la carne de soja en un tazón pequeño, vierta el agua hirviendo y añada el ajo en polvo, la cebolla en polvo, la paprika y la sal, y reserve durante 15 minutos. Escurra el líquido excesivo. Mientras tanto, caliente una sartén antiadherente pequeña a fuego alto y cubra con aceite en aerosol para cocinar. Añada el hongo y cocine hasta que se dore, aproximadamente 5 minutos. Añada la carne de soja, los fideos, la salsa picante y cocine hasta que la mezcla esté seca y bien incorporada. Extienda la mezcla en una capa plana sobre la sartén y ponga a fuego medio. Cocine durante aproximadamente un minuto. Bata la salsa, el agua, el orégano, la sal, la pimienta y las claras de huevo en una taza para medir o en un tazón y vacíe uniformemente sobre el preparado de fideos en la sartén. Continúe cocinando a fuego medio hasta que esté casi totalmente listo y colóquelo en un plato.

Recetas de la fase de dieta

Envoltorios de pizza bajos en calorías

Ingredientes
1 tortilla o pan árabe
¼ de taza de salsa
para pizza
¼ de taza de queso
mozzarella fresco
Vegetales de su elección
(pimientos, cebollas, hongos,
etcétera)

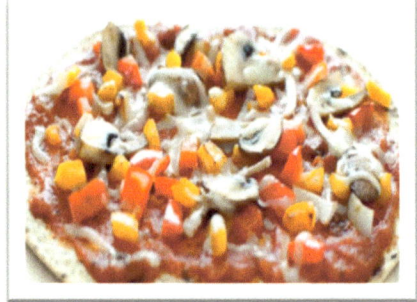

Instrucciones
Extienda la mitad de la salsa sobre cada pan o tortilla, ponga una capa de los vegetales (si lo desea); espolvoree queso sobre ambos, enrolle y hornee durante unos minutos a 375 grados o hasta que el queso se derrita.

Envoltorio ahumando de Tofurky

Ingredientes
3 rebanadas de Tofurky
cortado en tiras
 1 tortilla mexicana integral
½ taza de tiras de lechuga
2 rebanadas de tomate
 fresco
.75 oz. de Humus
 1 poquito de salsa picante
(polvo de chile)

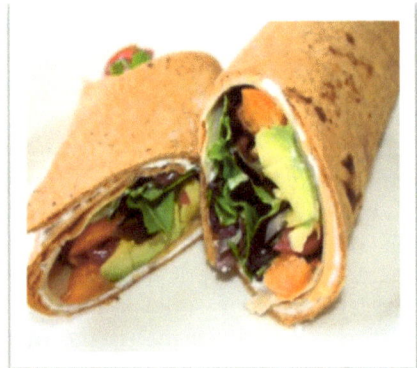

Instrucciones

Coloque la tortilla y espolvoréela con pimienta. Extienda el humus en la mitad inferior y mayonesa condimentada en la mitad superior. Coloque la lechuga y el tomate sobre la capa de humus. Coloque las rebanadas de Tofurky encima de la lechuga y el tomate. Enrolle fuertemente de abajo hacia arriba. Corte por la mitad para servir.

Recetas de la fase de dieta

Estofado de col

Ingredientes
0.25 lb. de carne para
hamburguesa
½ cebolla mediana (picada)
¼ de col mediana (picada)
½ taza de tomate (rebanado)
Salsa Worchestershire al
gusto

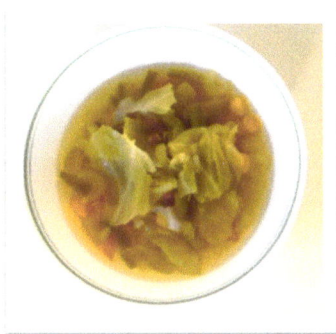

Instrucciones

Hierva la col en una olla grande. Dore la carne de hamburguesa en una sartén. Una vez que se haya dorado, añada la cebolla, la salsa Worchestershire y las rebanadas de tomate. Cuando la col esté cocinada, añádala a la mezcla de carne de hamburguesa y sirva caliente.

Frijoles castilla sustanciosos

Ingredientes
4 oz. de frijoles castilla
deshidratados
2 tazas de agua
¼ de cebolla mediana,
picada
1 pizca de pimienta
1 pizca de sal marina
0.25 lb. de filete de jamón
(cortado en cubos de ½ -
pulgada, o 1 codillo de
jamón)
1 chile jalapeño entero
(opcional)

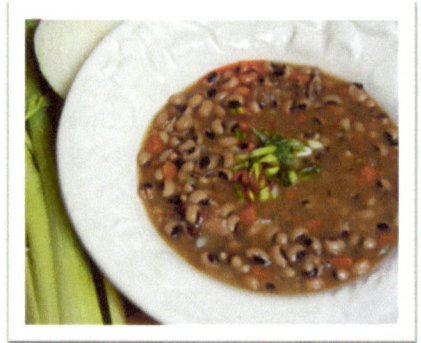

Instrucciones
Hierva los primeros 6 ingredientes y, si lo desea, el chile jalapeño en una olla grande de hierro; tape, reduzca el calor y hierva a fuego lento durante 1 hora o hasta que los frijoles estén suaves.

Fase de mantenimiento del protocolo de la dieta HCG 750 + ® de Patel	
Día	**Instrucciones a seguir después de terminar el HCG.**
1-13	✓ Continúe con la misma dieta que seguía mientras tomaba el medicamento. ✓ Debe mantener el mismo consumo de calorías y de alimentos de la dieta durante 13 días.
14-30	✓ Incremente la cantidad de calorías en (850-1000) ✓ 3-4 comidas que incluyan carbohidratos saludables en una semana. ✓ Incremente el ejercicio cardiovascular en 40 minutos/día al menos 4-5 veces por semana.
31 - 60	✓ Incremente la cantidad de calorías (1000-1200) ✓ 4-5 comidas que incluyan carbohidratos saludables en una semana ✓ Incremente el ejercicio cardiovascular a 50min/día al menos 4-5 veces por semana.
Después de 60	✓ Siga su requerimiento calórico (IMB, índice metabólico basal) ✓ Vea el cálculo que aparece a continuación.

Cómo calcular el requerimiento calórico diario:

- Conversiones: 1 pulgada = 2.54 centímetros, 1 kilogramo = 2.2 libras.

P= peso, A = altura, E = edad en años

- **Hombres:**
  IMB = 66 + (13.7 X P en kg) + (5 X A en cm) - (6.8 X edad en años)
- **Mujeres:**
  IMB = 655 + (9.6 X P en kg) + (1.8 X A en cm) - (4.7 X edad en años)

Ejemplo:

- Usted es hombre

- Tiene 42 años

- Usted mide 5'6" de altura (167.6 cm)

- Usted pesa 150 libras (68 kilos)

- Su IMB = 66 + 932 + 838 - 286 = 1,550 calorías/día = (índice basal)

Su requerimiento calórico será distinto según su nivel de actividad.

Ligeramente activo (ejercicio/deportes 1-3 días/semana.) = IMB X 1.375

Moderadamente activo (ejercicio/deportes 3-5 días/semana.) = IMB X 1.55

Muy activo (ejercicio/deportes intensos 6-7 días/semana.) = IMB X 1.725

Extremadamente activo (deportes o entrenamiento dos veces diarias) IMB = X 1.9

Su requerimiento calórico total diario debe constar de:

- 40-50 % Carbohidratos
- 25-35 % Proteínas
- 20-30 % Grasas

Ejemplos de CARBOHIDRATOS BUENOS	
<ul><li>Trigo integral</li><li>Avena/avena en copos integral</li><li>Maíz de grano entero</li><li>Palomitas de maíz</li><li>Arroz marrón</li><li>Centeno integral</li><li>Cebada de grano entero</li></ul>	<ul><li>Arroz silvestre</li><li>Trigo sarraceno</li><li>Triticale</li><li>Bulgur (trigo quebrado)</li><li>Mijo</li><li>Quinua</li><li>Sorgo.</li></ul>
Ejemplos de CARBOHIDRATOS MALOS	
<ul><li>Refrescos,</li><li>Golosinas,</li><li>Todo tipo de pasteles,</li><li>Mermeladas y jaleas,</li><li>Jugos y bebidas de fruta,</li><li>Cereales refinados, como el arroz blanco,</li><li>Pan y pasta con harina refinada,</li><li>La mayoría de los pudines, natillas y otros dulces,</li><li>Pasteles, galletas y cualesquier productos dulces de panadería.</li></ul>	

Incorporar carbohidratos en la dieta durante el mantenimiento

Cómo añadir cereales integrales a su dieta

- Si le gustan los cereales calientes, coma avenas tradicionales o avena cortada al acero. Si prefiere los cereales fríos, busque uno que contenga trigo, avena, cebada u otro cereal integral como ingrediente principal.
- Coma pan integral en el almuerzo o con sus bocadillos. Revise la etiqueta para asegurarse de que el trigo u otro cereal integral es el ingrediente principal.
- Coma arroz marrón o incluso cereales "más nuevos" como bulgur, bayas de trigo, mijo o cebada descascarillada con su cena.
- Escoja distintas variedades de pasta de trigo integral. Si la pasta de grano entero es demasiado correosa para usted, escoja pastas compuestas por la mitad de harina integral y la mitad de harina blanca y quinua.

Información importante para mantener su peso
• Pésese una vez a la semana. Si ha aumentado más de 900 gramos, haga un "día de filete" esa semana (vea la página 69).
• Sea cauteloso con sus porciones.
• NO CONSUMA el mismo alimento en el desayuno en un plazo de 48 horas.
• NO CONSUMA el mismo alimento en el almuerzo en un plazo de 48 horas.
• NO CONSUMA el mismo alimento en la cena en un plazo de 48 horas.
• NO vaya a dormir antes de 2 horas después de comer.
• NO duerma menos de 7-8 horas diarias.
• NO trabaje más de 14 horas diarias.
• Participar en actividades para aliviar el estrés (por ejemplo, yoga, Pilates, leer un libro, etcétera).
• Practique 40-60 min. de ejercicios cardiovasculares 5-7 días a la semana.
• Absténgase de usar nicotina.
• Disfrute salir a comer "ALIMENTOS NEGATIVOS" (hamburguesa, pizza, filete, papas fritas, etcétera) sólo una vez al mes.
• NO coma en restaurante dos veces en el mismo día.
• Si come fuera, sólo coma la mitad de la porción (verifique las calorías que tiene el platillo que ordena).
• Beba diariamente ¾ a 1 galón de agua filtrada.
• No pase por alto ninguna alimento; en lugar de ello utilice un "sustituto de alimento" (batido/barra para el desayuno).
• Limite su consumo de carbohidratos a: **Mujeres: entre 180 y 230 gramos** **Hombres: entre 200 y 330 gramos**

"Un revés es la preparación para un retorno triunfal." **Pastor Bob Lebert**

Aprenda a leer las etiquetas. ¡El conocimiento es poder!

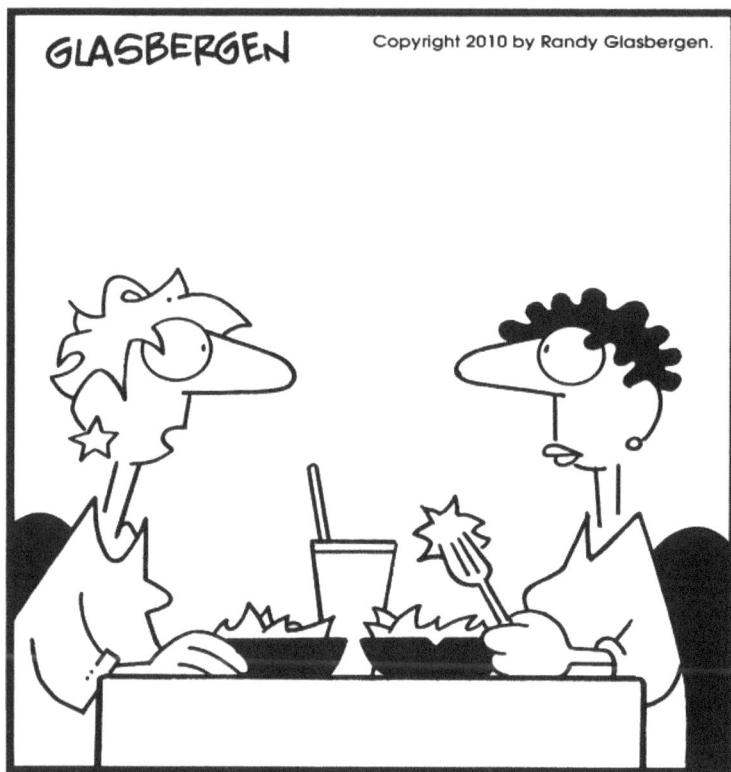

"Mi esposo sabe muy poco de nutrición.
Cree que las 'grasas trans' son
lubricantes travestidos..."

Reproducido con la autorización de Randy Glasbergen.

Régimen de ejercicio recomendado durante el mantenimiento

- Se recomienda ejercitarse 5-7 días por semana.
- Varíe su régimen de ejercicio: al menos 3 tipos diferentes en 7 días.

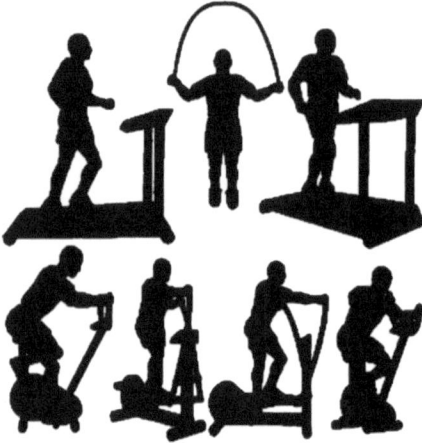

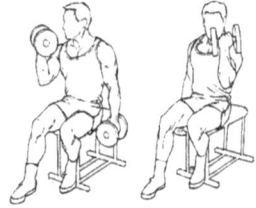

- Hombres jóvenes: cardio 40 % y pesas 60 %.
- Mujeres jóvenes: cardio 60 % y pesas 40 %.
- Hombres y mujeres maduros: 50 % cardio y 50 % pesas
- Cinta rodante   40-60 minutos.
- Montar en bicicleta   40-60 minutos.
- Natación   40-60 minutos.
- Carrera   40-60 minutos.
- Jogging   40-60 minutos.
- Bicicleta elíptica   40-60 minutos.
- Levantar pesas   20-30 minutos.
- Ejercicios de resistencia 20-30 minutos.

¡No deje que le ocurra esto después de entrenar tan duro para perder grasa!

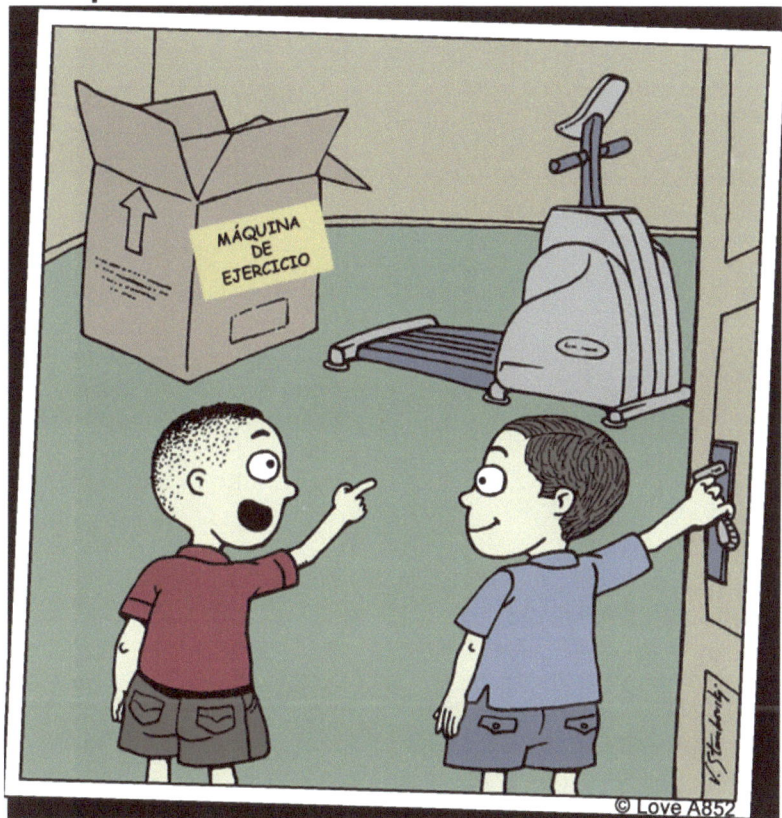

"Nosotros también tenemos una de ésas.
Sirven para colgar la ropa."

Reproducido con la autorización de Jason Love.

Recetas para la fase de mantenimiento

Ensalada de pollo -Se prepara con 3.5 oz. de pechuga de pollo recién asada, mostaza/preparado de mayonesa ligera (1 cda.), apio (¼ de taza), sal marina (¼ de cdta.) Y pimienta recién molida (¼ cda.)
1 ½ tazas = 200 calorías

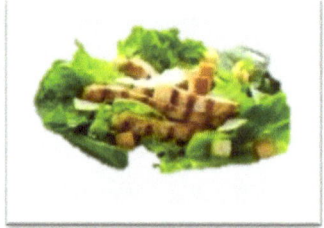

Tabouli - Coliflor picada fresca (½ cabeza) con vegetales asados (2 tazas) y pimienta (1 cda.), un puñado de cilantro + hierbas y jugo de limón recién exprimido (½ limón).
2 tazas = 65-75 calorías

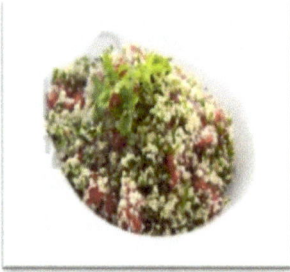

Lasaña de vegetales - Berenjena cortada en rebanadas finas (½ berenjena), calabacines (½), calabaza (¼), (asada) ligeramente cubierta de salsa de tomate, cebolla y especias (1 taza)
1 taza = 115-125 calorías

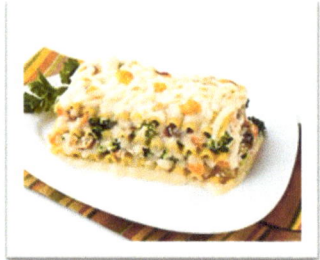

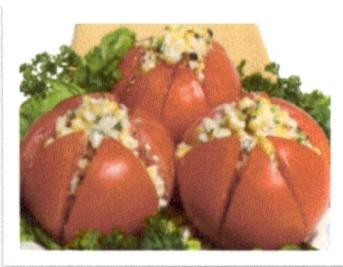

Tomate relleno de ensalada de cangrejo
1 Tomate grande
1 cdta. de mayonesa sin grasa
3.5 oz. de carne de cangrejo
Sal marina y pimienta al gusto
Tomate despulpado y relleno de ½ taza de ensalada de cangrejo
1 tomate = 140-150 calorías

Recetas de la fase de mantenimiento (continuación)

Lasaña mexicana - Carne molida magra (0.25 lb.), chiles verdes (2 enteros) espinaca congelada (1 taza), condimento para tacos mexicanos (1 cda.), Salsa para enchiladas ligera (1 taza)
1 taza = 165-180 calorías

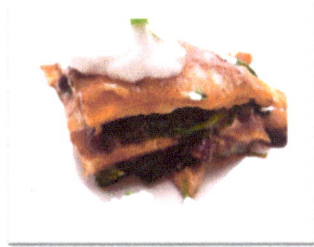

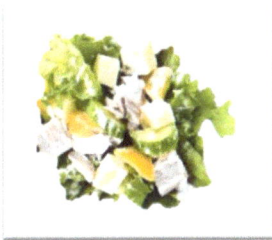

Ensalada antipasto de atún y pollo - ½ taza de frijoles colorados, 1 pimiento dulce, ¼ de cebolla roja, pepino con 3.5 oz. de pollo/atún asado a la parrilla
1 ½ tazas = 95-110 calorías

Tomates horneados rellenos - Tomates italianos rellenos con ¼ de taza de queso mozzarella, albahaca fresca (2 hojas), sal marina y pimienta (½ cda.)
3 tomates = 150-165 calorías

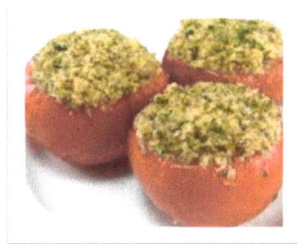

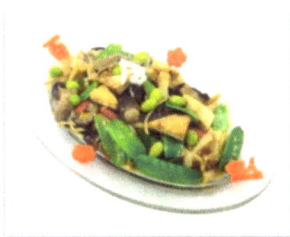

Vegetales salteados – Brócoli, guisantes dulces, ajo, pimiento rojo, cebolla roja, zanahorias peladas, todo ello salteado en una reducción de salsa de soja (¼ de taza)
2 tazas = 185-200 calorías

Recetas para la fase de mantenimiento (continuación)

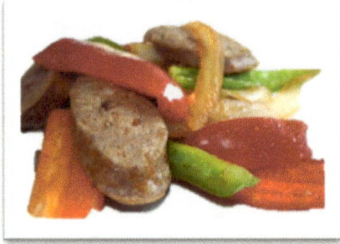

Salchicha y pimientos - salchicha de pavo/pollo ligera, asada a la parrilla, pimientos rojos/verdes frescos asados a la parrilla, ligeramente cubiertos con tomates guisados (½ taza)
1 salchicha con 1 ½ tazas de vegetales = 165-175 calorías

Couscous de hierbas y vegetales - Couscous de trigo entero con caldo de vegetales reducido en sodio, hierbas frescas (¼ de taza) y vegetales asados a la parrilla.
1 ½ taza: 180-195 calorías

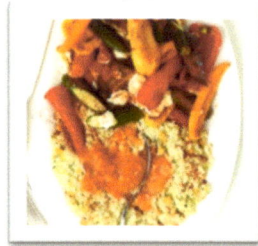

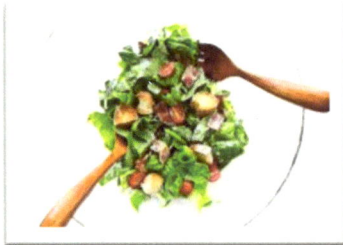

Ensalada BLT – Pan de centeno cortado en cubos (1 rebanada) mezclado con ½ tomate italiano cortado en cubos, lechuga (½ taza), mezcla de mostaza/mayonesa (1cda.), sal marina, pimienta recién molida (1 cdta.), servido sobre un tazón de lechuga mantequilla (1 hoja).
½ taza = 235-245 calorías

Ensalada de pollo y pasta - Pechuga de pollo asada (3.5 oz.), cebolla roja (¼ taza), pimiento dulce (¼ de taza), judías verdes (¼ de taza), pasta de moño (½ taza), mezclada con un aderezo ligero de vinagreta de limón (1 cda.)
1 ½ taza = 265-280 calorías

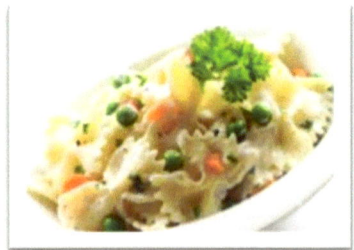

Recetas para la fase de mantenimiento (continuación)

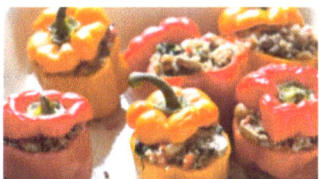

Pimientos dulces rellenos - Carne molida magra (½ taza) vegetales asados a la parrilla (1 taza) arroz marrón (½ taza) horneado.
1 pimiento = 255-265 calorías

Rollos de col rellenos – Carne molida magra (½ taza), arroz marrón (½ taza), Aderezo mediterráneo (½ cdta.), Tomate guisado/prensado (½ taza) horneado.
1 rollo = 220 calorías

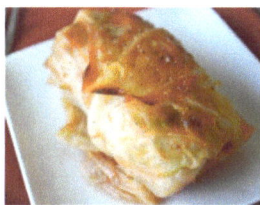

Pechuga de pollo rellena - Pechuga de pollo horneada/asada a la parrilla (3.5 oz) rellena de queso feta (¼ de taza), aceituna Kalamata (¼ de taza), espinacas (¼ de taza), jugo de limón (¼ de limón).
1 pechuga = 235-255 calorías

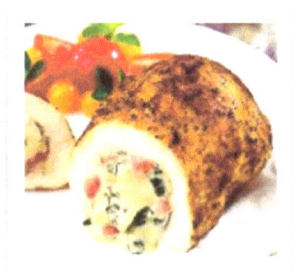

Chile vegetariano- Legumbres, tomate guisado y especias de chile
2 tazas = 265-285 calorías

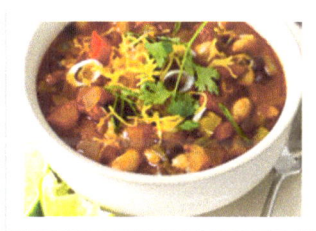

Recetas para la fase de mantenimiento (continuación)

Pastel de carne casero – Carne molida magra (3.5 oz.), cebolla picada (la mitad de una pieza), pan rallado japonés (½ taza), queso parmesano (¼ de taza), condimentos (1 cdta.), tomate guisado (1 taza) al horno
2 rebanadas (1 pulgada) = 260-275 calorías

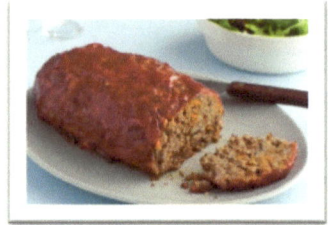

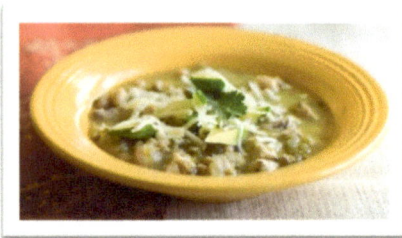

Chile verde - Pimiento dulce (1 pieza), cebolla (½), ajo (1 diente), polvo de chile (1 cda.), Comino (1 cdta.), Cayena (1 cdta.), tomatillo fresco (3 piezas), frijoles colorados (½ taza)
2 tazas = 265-275 calorías

Berenjena horneada a la parmesana - Berenjena en rebanadas rebozada en harina sazonada/pan rallado italiano (2 tazas), salsa de tomate, cebolla y especias (1 taza), al horno
2 rebanadas = 290-310 calorías

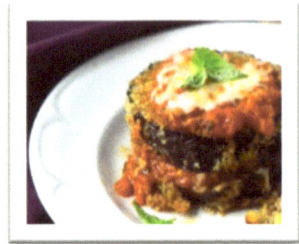

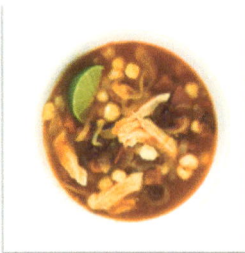

Estofado rústico - Pechuga de pollo cortada en cuadritos (3.5 oz.), salteada con cebollines (¼ de taza), cebolla (¼ de taza), ajo (1 diente), tomate (½ mediano) caldo de pollo bajo en sodio (2 tazas), comino (1 cdta.), jugo de limón y cilantro (1 cdta.)
2 tazas 300-315 calorías

Recetas para la fase de mantenimiento (continuación)

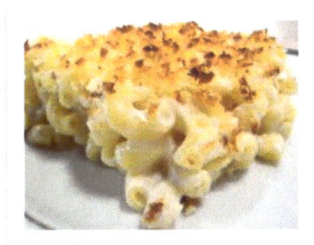

Macarrones de tres quesos - Pasta de trigo entera (1 taza), queso parmesano (¼ de taza), queso mozzarella (¼ de taza), queso Cheddar (¼ de taza), tomate asado (1 taza)
2 tazas = 335-340 calorías

Pastel de papas - Carne molida magra (0.25 libras), arvejas/chícharos/guisantes (¼ de taza), cebollas (¼ de taza), masa filo (1 hoja) (sin levadura) al horno
2 tazas = 440-455 calorías

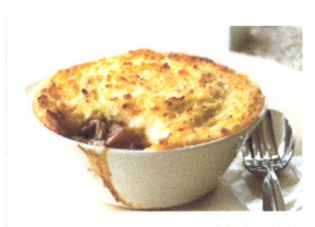

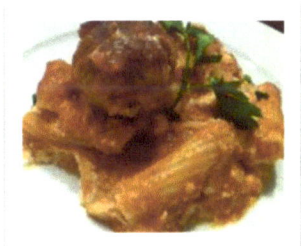

Ziti horneado con albóndigas – Pasta de trigo integral, albóndigas de carne molida magras (2 x 2 oz.), salsa ligera de tomate, cebolla y especias (1 taza)
2 tazas = 225-245 calorías

Risotto sencillo - Arroz Arborio, hongos (½ taza), queso parmesano (¼ de taza), caldo de pollo bajo en sodio (1 ½ taza)
2 tazas = 420-430 calorías

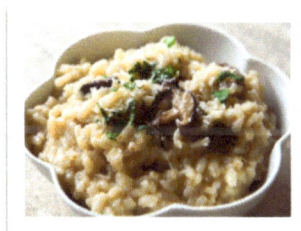

Recetas para la fase de mantenimiento (continuación)

Pastel de pollo - Pollo asado (3.5 oz. de pechuga), arvejas/chícharos/guisantes (¼ de taza), masa filo (1 hoja), caldo de pollo bajo en sodio
2 tazas = 385-400 calorías

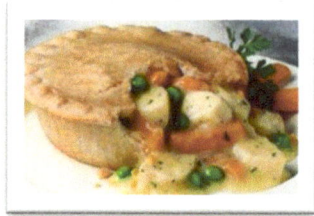

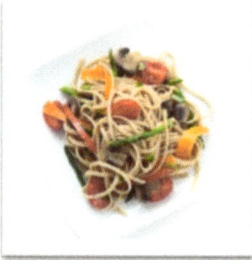

Pasta primavera - Pasta de trigo integral, guisantes dulces (¼ de taza), ejotes/vainitas/judías verdes (1/4 taza), jamón cortado en cubos (¼ de taza), queso parmesano (1 cda.), jugo de limón (¼ de limón)
2 tazas = 365-380 calorías

Goulash – Pasta ziti de trigo integral, tomate guisado (½ taza), carne molida magra
2 tazas = 310-320 calorías

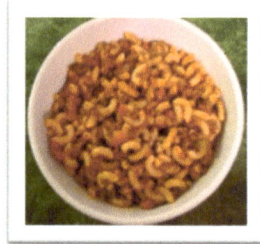

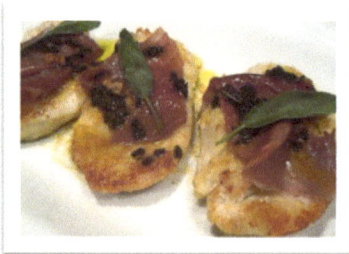

Saltimbocca - Jamón de ternera (finamente aplanado) (3.5 oz.), enrollado y relleno con hierbas frescas (¼ de taza), salteado en vino blanco seco/jugo de limón (½ taza)
2 rollos = 410-420 calorías

Recetas para la fase de mantenimiento (continuación)

Jambalaya - Arroz marrón o silvestre de grano largo (½ taza), caldo de pollo, salchicha de pollo magra (½ salchicha), vegetales frescos (½ taza), tomate guisado (½ taza)
2 tazas = 395 - 410 calorías

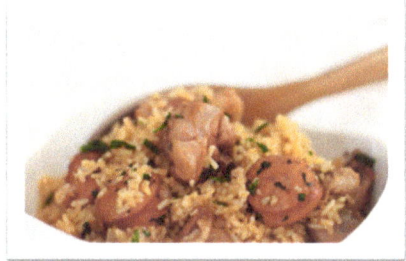

Preguntas frecuentes

1. **¿Qué es la HCG y cómo funciona?**
HCG significa Gonadotropina Coriónica Humana (Human Chorionic Gonadotropin).

La HCG es una hormona que se produce de manera natural en el cuerpo humano. Tiene muchas funciones y se utiliza médicamente para tratar distintos padecimientos. Es la hormona cuya cantidad se duplica cada dos días durante el embarazo. Esta hormona permite que el cuerpo movilice la grasa y la use como energía para la madre y para el feto. Esto actúa como un mecanismo "a prueba de fallas" cuando se requiere energía inmediatamente. Para la pérdida de peso, sólo utilizamos una cantidad muy pequeña de HCG para aprovechar este mismo mecanismo. El uso de la HCG de este modo no imita el embarazo; de hecho, puede ser usada por hombres y mujeres sin peligro.

Las investigaciones sugieren que una pequeña dosis diaria de HCG acelera el proceso de pérdida de grasa si se acompaña de una dieta baja en calorías.

2. **¿La HCG es segura?**

La dieta de HCG es muy segura y eficaz para eliminar las células adiposas.

Esta hormona se ha utilizado para favorecer la pérdida de peso desde la década de 1960. No se ha documentado ningún evento adverso en el uso de la HCG en la pérdida de peso.

3. **Si la HCG funciona tan bien en la pérdida de peso, ¿por qué las mujeres embarazadas no pierden peso?**

La HCG trabaja para movilizar la grasa para ser utilizada por el cuerpo sólo cuando hay una reducción importante en calorías. Para perder peso, usamos una dieta baja en calorías para activar la HCG de manera que ayude al cuerpo a eliminar la grasa.

4. ¿Quién es un buen candidato para usar la HCG?

La HCG puede ser usada sin peligro por personas de 18 años y más.

No se recomienda para personas de menos de 18 años de edad debido a la pubertad y a que la HCG puede interferir en el "estirón" que se produce durante ésta.

También está contraindicada en personas que hayan sido diagnosticadas con hipotiroidismo no controlado, SLE (lupus), diabetes no controlada, artritis reumatoide o la mayoría de las formas de cáncer.

5. ¿Es posible tener una pérdida de peso mínima o nula con la HCG?

Aproximadamente 2-3 % de la población puede ser resistente a la HCG, por lo que podría presentar una pérdida de peso escasa o nula.

6. ¿Mi metabolismo disminuirá su velocidad si sigo una dieta muy baja en calorías?

Sí, normalmente cuando reducimos drásticamente nuestras calorías y nuestro consumo de grasas, nuestro cuerpo almacena grasa y nuestro metabolismo disminuye su velocidad. Esto ocurre porque la grasa es realmente una fuente de energía almacenada que puede salvarnos la vida. Cuando utilizamos una dieta muy baja en calorías en conjunción con la HCG, la hormona le indica al cuerpo que utilice la grasa almacenada para obtener energía y que elimine las reservas de grasa excesivas. Se trata de un proceso natural, por lo que no produce ningún efecto negativo en el metabolismo.

El protocolo de HCG de Patel ha sido diseñado para incrementar su metabolismo al aumentar la frecuencia de las comidas y del ejercicio cardiovascular regular.

7. La dieta de HCG es muy baja en calorías, ¿estaré hambriento todo el tiempo?

La dieta HCG 750 + de Patel se basa en 750 + calorías. No se basa en menos de 500 calorías como el protocolo original del Dr. Simeon.

Dado que la HCG moviliza la grasa y la pone al alcance del cuerpo como una fuente de energía, reduce el apetito de manera natural. Así que aunque usted consuma menos calorías, su cuerpo puede acceder a la energía que ha almacenado en las células adiposas. Después de los primeros 3-4 días de la dieta, muchos pacientes observan una importante reducción en su apetito. En general, la mayoría de las personas tienen mucha energía y se sienten bien mientras siguen el programa.

Usted descubrirá que incluso las porciones pequeñas le resultan completamente satisfactorias. Esto se debe en parte a que su hipotálamo ajusta su índice metabólico; pero se debe en mayor medida a la cantidad de calorías que circulan en su sistema, derivadas de la grasa liberada. ¡Es común que las personas que siguen la dieta sientan que deben comer demasiado para llegar a ese límite bajo en calorías!

8. ¿Por qué puedo sobrevivir con un consumo de calorías bajo?

La HCG hace que su hipotálamo movilice la grasa almacenada en su cuerpo. Mientras usted consume 750 + calorías por día, su hipotálamo libera diariamente y de manera continuada 1200 - 1400 calorías adicionales de grasa almacenada que su cuerpo quema para obtener combustible.

9. ¿Qué es el hipotálamo?

El hipotálamo es una glándula que regula la tiroides, las glándulas adrenales, el almacenamiento de grasa y, lo más importante, su índice metabólico.

10. ¿Cuál es la diferencia entre la HCG homeopática y la que se obtiene por prescripción médica?

La HCG que se obtiene por prescripción médica es generalmente HCG pura de grado farmacéutico. Este tipo de HCG puede ser muy eficaz pero debe ser obtenida y supervisada solamente por un médico autorizado; de lo contrario, se considera contra la ley.

La mayoría de las fórmulas de HCG que se pueden obtener sin prescripción médica se elaboran homeopática mente y se mezclan con otros ingredientes naturales eficaces. Estos productos no están hechos con HCG al 100 %. La HCG homeopática no requiere supervisión por parte de la FDA (Dirección de Alimentación y Fármacos de Estados Unidos), pero se recomienda que la HCG homeopática sea producida por un laboratorio autorizado por la FDA.

11. ¿Quién puede seguir la dieta de HCG?

Cualquier persona de 18 años o más puede seguir un programa de HCG. No existen límites de edad o de género. Los hombres tienden a perder peso de manera más constante que las mujeres. No use la HCG si usted está embarazada o amamantando. Siempre es recomendable consultar con un médico antes de empezar cualquier dieta o programa de pérdida de peso.

12. ¿La HCG difiere con el tratamiento médico que tomo actualmente? ¿Y con las píldoras anticonceptivas o las inyecciones de Depo-Provera?

No se recomienda el uso de prednisona o de cualquier agente quimioterapéutico.

La HCG no interactúa con NINGÚN tratamiento, incluyendo las píldoras anticonceptivas o el Depo-Provera.

13. ¿Experimentaré cambios en mi ciclo menstrual al tomar HCG?

Dado que la cantidad de HCG es tan pequeña, no habrá ningún cambio en su ciclo menstrual. De igual manera, la HCG no afectará su capacidad para embarazarse ni incrementará sus posibilidades de hacerlo. Deberá interrumpir el consumo de HCG mientras está en su ciclo y reiniciarlo cuando éste concluya.

14. ¿Por qué algunas personas llaman a la HCG "La cura de la pérdida de peso"?

La HCG se conoce como "la cura de la pérdida de peso" porque después de tomarla para perder peso, reprograma a su cuerpo para usar la grasa almacenada para obtener energía cuando reduce su consumo de calorías durante un período de tiempo. Dicho de otra forma, le ayuda a mantener su peso y a no recuperar los kilos que ha perdido mientras mantenga un estilo de vida sano que incluya el ejercicio periódico y una dieta baja en carbohidratos y de bajo contenido graso.

15. ¿La pérdida de peso disminuye su velocidad después del primer mes?

Muchas veces, lo que vemos es una gran pérdida de peso en los primeros 7 a 10 días. Usted continuará perdiendo grasa durante todo el programa. Típicamente, reducirá su talla varios centímetros constantemente mientras sigue el programa. La pérdida de peso con el protocolo de la dieta HCG 750 + de Patel se consigue de manera escalonada.

16. ¿El uso de la HCG tiene algún efecto secundario?

No existe ningún efecto secundario grave relacionado con la HCG. Algunos pacientes pueden experimentar dolores de cabeza leves, náusea, y goteo vaginal durante los primeros días, pero esto es sumamente infrecuente y leve.

Un efecto secundario poco común del uso de HCG a largo plazo es la pérdida de cabello. En ocasiones, si usted pierde grasa muy rápidamente, ello podría provocar cálculos biliares.

Los pacientes que consumen medicamentos para la presión sanguínea o la diabetes deben vigilar diariamente su condición.

17. ¿La HCG está aprobada por la FDA (Dirección de Alimentación y Fármacos de Estados Unidos)?

La HCG no está aprobada por la FDA para la pérdida de peso, pero el panel médico de cada estado tiene el derecho de aprobar o desaprobar su uso para la pérdida de peso. La HCG ha sido aprobada por la mayoría de las juntas estatales de medicina para su uso en "indicaciones no habituales" (medicamentos utilizados por alguna otra razón distinta a aquella para la que fueron descubiertos) como un tratamiento para la pérdida de peso.

18. ¿Cuál es la diferencia entre el protocolo de la Dieta HCG 750 + ® y el "Protocolo HCG original"?

Después de realizar un análisis profundo del protocolo del Dr. Simeon, el Dr. Patel redefinió el contenido de la alimentación utilizando el índice glicémico en las opciones de alimentos. De este modo, los centros del apetito ayudan a controlar la subida de insulina que se presenta con los alimentos con un índice glicémico alto. El Dr. Patel también ha incrementado la ingesta de calorías y al hacerlo, la persona comerá 3 comidas diarias y hasta 3 bocadillos. El protocolo también incluye un régimen de ejercicio para acelerar la disolución del tejido adiposo; dicho régimen será personalizado y modificado conforme la persona avanza en el programa. También hay otros cambios que se han instituido en el protocolo HCG 750 + para obtener resultados óptimos.

19. ¿Cuánto peso perderé con el protocolo de la dieta HCG 750 + ®?

En promedio, los pacientes pierden entre 900 gramos y 2.2 kilos por semana. Generalmente, se espera que la mayor pérdida de grasa ocurra durante la primera semana. Los varones tienen a tener más éxito que las mujeres, y los no fumadores tienden a tener más éxito que los fumadores.

Tenga en cuenta que este programa presentará variaciones entre un individuo y otro con base en distintos factores, tanto médicos (por ejemplo, hipotiroidismo) como no médicos (por ejemplo, estrés). La cantidad de pérdida de peso variará de persona a persona, pero será considerablemente mayor que en la mayoría de los demás programas de dieta disponibles actualmente.

20. ¿Evitaré recuperar el peso perdido?

¡Una vez que haya concluido nuestros programas de pérdida de grasa, descubrirá que su apetito ha cambiado, que su conducta alimentaria ha cambiado y, desde luego, que su cuerpo ha cambiado! Esta es la oportunidad perfecta para asumir este estilo de vida sano para mantener su peso. Después de la dieta, hay un período de mantenimiento de tres semanas que es la clave para evitar recuperar el peso perdido. Al haber reconfigurado su hipotálamo, su metabolismo será diferente y podrá comer moderadamente sin sentir la necesidad de sobrealimentarse.

Razones comunes del estreñimiento

- Estrés de cualquier tipo.
- Consumir alimentos que no están en el diario.
- No comer el tamaño de porción que se recomienda para cada alimento (subalimentación).
- No beber la cantidad de agua recomendada (aproximadamente 1 galón/4 litros por día).
- No consumir la suficiente fibra en la dieta.
- No dormir al menos 7-8 horas.
- Consumir líquidos que provocan deshidratación (café, té, etcétera)
- No realizar ejercicios cardiovasculares según se recomienda.

Solución

- Beba la cantidad de agua recomendada.
- No beba café o té.
- Considere la posibilidad de utilizar un suplemento de fibra en polvo (como Metamucil o Citrucel, 2 vasos por día).
- Elija opciones vegetarianas para el almuerzo y la cena al menos 4-5 días a la semana.
- Asegúrese de consumir las porciones adecuadas en cada comida (no se sobrealimente ni se subalimente).
- No consuma alimentos que no están en el diario.
- Realice alguna actividad para aliviar el estrés (por ejemplo, yoga, leer).
- Realice al menos 30-35 minutos de ejercicio cardiovascular.

Razones comunes del estancamiento

(ningún cambio de peso en 7 días)

- El cuerpo se acostumbra a los patrones/calorías de la alimentación
- Comer el mismo alimento en el desayuno.
- Comer el mismo alimento en el almuerzo.
- Comer el mismo alimento en la cena.
- Estrés de cualquier tipo.
- Consumir alimentos que no están en el diario de dieta.
- No realizar ningún ejercicio cardiovascular.
- Practicar más de 30 minutos de ejercicio cardiovascular y no consumir suficientes proteínas.
- Ir a dormir 1 hora o menos después de tomar el último alimento del día.
- No dormir al menos 7-8 horas.
- Trabajar más de 14 horas al día.

Manejo del estancamiento

- Consuma "alimentos negativos" (es decir, alimentos que no pertenecen a la dieta) durante 2 días, pero no se exceda; después, al tercer día, lleve a cabo un "día de filete" y reanude la dieta recomendada (vea más adelante cómo realizar el día de filete).
- Consuma distintos alimentos todos los días.
- Limite el ejercicio cardiovascular a 20 minutos por día.
- Beba la cantidad de agua recomendada.
- Duerma al menos 7-8 horas al menos 5 días a la semana.
- Realice una actividad para aliviar el estrés (por ejemplo, yoga, leer un libro, caminar...)

1) ¿Qué es un día de filete?

El día de filete es cuando usted comienza su día con un desayuno normal y no almuerza, no cena ni come bocadillos. En lugar de ello, comerá un filete grande (170-283 gramos) entre las horas del almuerzo y la cena, acompañado por una guarnición compuesta por un puñado de vegetales o un tomate grande. Ese día, deberá consumir aproximadamente 1 galón de agua. Puede sustituir el filete con cualquier alimento alto en proteínas.

"Debemos aceptar la decepción finita, pero nunca debemos perder la esperanza infinita." **Martin Luther King, Jr.**

Razones comunes por las que no se puede controlar el apetito

- Estrés de cualquier tipo.
- Contar las calorías.
- Saltarse comidas.
- Comer rápido.
- Comer de pie.
- No comer bocadillos según lo recomendado.
- Consumir alimentos que no están en el diario.
- No consumir el tamaño de porción recomendado para cada alimento (subalimentarse).
- No beber la cantidad de agua recomendada.
- Consumir alimentos con un alto índice glicémico.
- No dormir al menos 8 horas.
- Quedarse levantado hasta tarde después de la cena.

Solución

- Beba la cantidad de agua recomendada en el diario.
- Asegúrese de consumir el tamaño de porción recomendado para cada alimento, (no se subalimente).
- Coma despacio (al menos 10-15 minutos para el desayuno y al menos 25-35 minutos para el almuerzo y la cena).
- Evite comer de pie (coma sentado).
- NO consuma alimentos que no estén en el diario.
- Considere la posibilidad de consumir 2-3 bocadillos al día.
- Realice alguna actividad para aliviar el estrés (por ejemplo, yoga, leer un libro, caminar...)
- No cuente las calorías de cada alimento.
- Considere la posibilidad de consumir semillas de chía (1-2 cucharadas con cada alimento).
- Considere la posibilidad de tomar un suplemento de fibra (por lo menos 10 15gramos al día).
- No se quede levantado hasta tarde.
- No vaya a dormir justo después de comer (deje pasar al menos 2 horas).

"Gobierne a su mente o ella lo gobernará a usted."
Horacio

Alimentos que queman grasa:

- Salmón rojo
- Lubina de mar chilena
- Arenque
- Caballa
- Langosta
- Trucha
- Langostino
- Ostión
- Cangrejo
- Mejillón
- Faisán
- Pavo silvestre
- Filete de lomo
- Filete de falda
- Filete de paleta
- Carne picada magra
- Asado Londres
- Alce
- Cerdo magro
- Huevo
- Carne de cabra
- Conejo
- Venado
- Bisonte (búfalo)

Importancia de los suplementos nutritivos

La nutrición es la forma en que el alimento que las personas consumen nutre su cuerpo.

Una alimentación sana indica que su cuerpo recibe todos los nutrientes, vitaminas y minerales que necesita para funcionar de manera óptima. Consumir una dieta saludable es la manera principal de lograr una buena nutrición.

La mayoría de las personas sabe que el equilibrio entre una buena nutrición y la actividad física puede ayudarles a alcanzar y mantener un peso saludable. Pero los beneficios de la buena nutrición van más allá del peso. La buena nutrición también puede:

- Mejorar las funciones cardiovasculares y otras funciones corporales, el bienestar mental, el proceso de pensamiento y la curación de heridas o la recuperación de enfermedades o lesiones.
- Reduce el riesgo de padecer distintas enfermedades, como cardiopatías, diabetes, apoplejía, algunos tipos de cáncer y osteoporosis.
- Aumenta la energía y la capacidad del cuerpo para luchar contra la enfermedad.

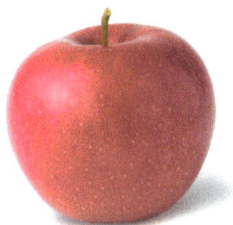

Nutriente	Requerimientos diarios diariamente	Unidad de medida
Grasa total	65	Gramos (g)
Ácidos grasos saturados	<20	Gramos (g)
Colesterol	300	Miligramos (mg)
Sodio	< 2400	Miligramos (mg)
Potasio	3500	Miligramos (mg)
Carbohidratos	<300	Gramos (g)
Fibra	> 25	Gramos (g)
Proteínas	0.8 x kg de peso corporal	Gramos (g)/kg

Nota: Si participa en actividades de alto rendimiento, su requerimiento de proteínas podría incrementarse a 1g x kg de peso corporal en lugar de 0.8g por kg de peso corporal.

Principales alimentos que contienen proteínas:

Proteínas de carne/pescados:

Carne de res magra, ternera magra, pollo, pavo, lomo de cerdo magro, anchoas, salmón, hipogloso, pargo/huachinango, tilapia, hueva de pescado, cangrejo, langosta, pulpo y oreja marina.

Proteínas en granos:

Cebada, arroz marrón, trigo sarraceno, mijo, avena, centeno, germen de trigo, trigo rojo duro, arroz silvestre

Proteínas vegetales:

Alcachofas, betarragas, brócoli, colecitas de Bruselas, col, coliflor, pepinos arvejas/chícharos/guisantes, pimiento verde, col rizada, hongos, hojas de mostaza, cebollas, papas, espinacas, hojas de nabo, berro, ñames, calabacines

Proteínas en frutas:

Manzana, plátano, pomelo, naranja, durazno, pera, fresa, mandarina

Proteínas en nueces y semillas:

Almendras, anacardos, nueces, avellanas, semillas de cáñamo, maní/cacahuates, semillas de calabaza, semillas de ajonjolí, semillas de girasol.

Requerimientos nutrimentales diarios

Nutriente	Valores diarios	Unidad de medida
Vitamina A	5000	Unidad internacional (UI)
Vitamina C	60	Miligramos (mg)
Calcio	1000	Miligramos (mg)
Hierro	18	Miligramos (mg)
Vitamina D	400	Unidad internacional (UI)
Vitamina E	30	Unidad internacional (UI)
Vitamina K	80	Microgramos (µg)
Tiamina	1.5	Miligramos (mg)
Riboflavina	1.7	Miligramos (mg)
Niacina	20	Miligramos (mg)
Vitamina B_6	2.0	Miligramos (mg)
Folato	400	Microgramos (µg)
Vitamina B_{12}	6.0	Microgramos (µg)
Biotina	300	Microgramos (µg)

Requerimientos nutrimentales diarios (continuación)

Nutriente	Valores diarios	Unidad de medida
Ácido pantoténico	10	Miligramos (mg)
Fósforo	1000	Miligramos (mg)
Yodo	150	Microgramos (μg)
Magnesio	400	Miligramos (mg)
Cinc	15	Miligramos (mg)
Selenio	70	Microgramos (μg)
Cobre	2.0	Miligramos (mg)
Manganeso	2.0	Miligramos (mg)
Cromo	120	Microgramos (μg)
Molibdeno	75	Microgramos (μg)
Cloruro	3400	Miligramos (mg)

Principales alimentos que son fuentes de vitaminas

Vitamina A (retinol)

- Hígado, pescado, aceites de hígado (fuentes muy ricas)
- Riñones, productos lácteos
- Huevos, margarina fortificada
- Caroteno
- Zanahorias, aceite de palma roja
- Albaricoques, melón, calabaza
- Vegetales frondosos de hojas color verde oscuro
    - Espinaca, brócoli, germinados, etcétera.

Tiamina

- Panes integrales y de granos enteros
- Salvado de germen de trigo (la fuente más abundante)
- Levadura, micoproteínas, nueces
- Cerdo, tocino, extracto de levadura
- Cereales para el desayuno fortificados
- Avena, papas y arvejas/chícharos/guisantes

Riboflavina

- Hígado, riñones (las fuentes más ricas)
- Leche, yogur
- Queso, extracto de levadura
- Cereales fortificados
- Huevos, carne de res
- Salvado de trigo
- Hongos, germen de trigo

Niacina

- Hígado, riñones (la fuente más abundante)
- Carne, aves
- Pescados
- Levadura de cerveza, Marmite
- Maní/cacahuates
- Salvado, legumbres
- Trigo entero
- Café

Vitamina B-6

- Germen de trigo y salvado
- Papas
- Nueces y semillas, mantequilla de maní/cacahuate
- Carne, pescado graso y menudencias
- Cereales fortificados para el desayuno
- Plátano, aguacate, frutas deshidratadas
- Vegetales (especialmente crudos) frijoles horneados

Vitamina B-12

- Hígado (la fuente más abundante)
- Riñón
- Sardinas, ostras
- Conejo
- Huevos
- Queso
- Leche
- Algunos cereales fortificados para el desayuno

Folato

- Hígado (especialmente de pollo)
- Cereales fortificados para el desayuno
- Germen de trigo, salvado, harina de soja
- Frijoles castilla (hervidos)
- Colecitas de Bruselas, maní/cacahuates
- Riñón, otras nueces y semillas
- Brócoli, lechuga, arvejas/chícharos/guisantes, etcétera.
- Pan de grano entero, huevos
- Frutas cítricas, moras, papas
- Queso
- Carne de res

Vitamina C

- Grosellas negras, guayabas
- Jarabe de gavanza, pimientos verdes
- Naranjas, otros cítricos, fresas
- Coliflor, brócoli
- Germinados, col, berro
- Papas
- Hígado y leche

Vitamina D

- Aceites de hígado de pescado
- Pescado graso (sardina, arenque, caballa, atún, salmón, sardina)
- Margarina (fortificada)
- Fórmulas lácteas para bebés (fortificadas)
- Huevos, hígado

Vitamina E

- Aceites vegetales – el aceite de germen de trigo es la fuente más abundante
- Margarinas, mayonesa
- Nueces y semillas

Vitamina K

- Hojas de nabo
- Brócoli
- Col, lechuga
- Hígado

Valor nutritivo de diversos alimentos comunes

Frijoles

Alimento	Cantidad	Calorías	Proteínas	Carbohidratos	Grasas
Frijoles negros	1/2 taza cocinados	113	7.6	20.4	.5
Garbanzos	1/2 taza cocinados	134	7.3	22.5	2.1
Frijoles colorados	1/2 taza cocinados	112	7.6	20.1	.4
Lentejas	1/2 taza cocinados	115	8.9	19.9	.4
Frijoles de Lima	1/2 taza cocinados	108	7.3	19.6	.4
Frijoles blancos	1/2 taza cocinados	129	7.9	24.0	.5
Frijoles de soja	1/2 taza cocinados	127	11.1	10.0	5.8
Tofú	1/2 taza fresco	94	10.0	2.3	5.9

Productos lácteos

Alimento	Cantidad	Calorías	Proteínas	Carbohidratos	Grasas
Queso Cheddar	1 onza	114	7.1	.4	9.4
Requesón	1/2 taza	110	14.0	3.1	5.0
Requesón bajo en grasas	1/2 taza	90	16.0	3.0	1.0
Huevo	1 grande	75	6.3	0	5.0
Leche baja en grasas	1 taza	121	8.1	11.7	4.7
Leche desnatada	1 taza	86	8.4	11.8	.4
Queso de Muenster	1 onza	104	6.7	.3	8.5

Queso suizo	1 onza	107	8.1	1.0	7.8
Yogur bajo en grasas	1 taza	144	11.9	16	3.5
Yogur sin grasa	1 taza	127	13.0	17.4	.4

Pescados

Alimento	Cantidad	Calorías	Proteínas	Carbohidratos	Grasas
Anchoas en agua	1 onza	37	5.8	0	1.4
Hipogloso	3 onzas	93	17.7	0	2.0
Caballa	3 onzas	180	15.8	0	11.8
Salmón	3 onzas	121	16.9	0	5.4
Sardina en agua	1 lata	130	22.0	0	5.0
Atún, tongol	1/4 taza	70	16.0	0	0

Cereales

Alimento	Cantidad	Calorías	Proteínas	Carbohidratos	Grasas
Avena corte grueso	1 taza	145	6.0	25.2	2.4
Panqueque de trigo sarraceno	1 4" diámetro	54	1.8	6.4	2.2
Panqueque de harina integral	1 4" diámetro	74	3.4	8.8	3.2
Palomitas de maíz, secas	1 taza	54	1.8	10.7	.7
Quinua, cocinada	1/2 taza	115	4.3	21.5	2
Arroz marrón, cocinado	1/2 taza	108	2.4	22.8	.8
Pan de centeno	1 rebanada	56	2.1	12	.3
Pan de trigo integral	1 rebanada	56	2.4	11	.7

Carne de ave

Alimento	Cantidad	Calorías	Proteínas	Carbohidratos	Grasas
Pechuga de pollo	4 onzas	193	29.3	0	7.6
Pollo, carne magra, sin piel	4 onzas	196	35.1	0	5.1
Pollo, carne oscura, sin piel	4 onzas	232	31.0	0	5.1
Pavo, carne magra, sin piel	4 onzas	178	33.9	0	3.7
Pavo, carne oscura, sin piel	4 onzas	212	32.4	0	8.2

¿Qué son las semillas de chía?

Las semillas de chía son muy ricas en ácidos grasos omega-3, aún más que las semillas de lino. Y tiene otra ventaja sobre el lino: la chía es tan rica en antioxidantes que las semillas no se deterioran y se pueden almacenar durante períodos largos sin volverse rancias. Y, a diferencia del lino, no tienen que molerse para hacer que sus nutrientes estén disponibles para el cuerpo.

Las semillas de chía también aportan fibra (25 gramos proporcionan 6.9 gramos de fibra), así como calcio, fósforo, magnesio, hierro, manganeso, cobre, niacina, cinc y molibdeno.

Otra ventaja: si se añaden al agua y se deja que se asienten durante 30 minutos, las semillas de chía forman un gel. Los investigadores sugieren que esta reacción también ocurre en el estómago, disminuyendo la velocidad del proceso mediante el cual las enzimas digestivas dividen los carbohidratos y los convierten en azúcares.

La chía tiene un sabor parecido al de las nueces. Puede mezclar semillas en agua y añadir jugo de limón y azúcar para preparar una bebida conocida en México y América Central como "chía fresca." Al igual que con las semillas de lino molidas, puede espolvorear semillas de chía enteras o molidas sobre su cereal, yogur o ensaladas, comerlas como bocadillos, o molerlas y mezclarlas con harina para preparar molletes u otros productos de panadería. A mí me parecen sabrosas y creo que son una adición interesante a mi dieta. Debido a su valor nutritivo y estabilidad, la chía ya se añade a distintos alimentos.

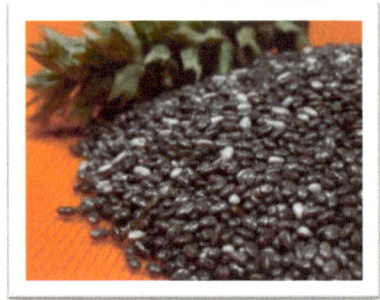

Por el Dr. Andrew Weil, M.D.

Fuente: www.drweil.com

Encuentre una manera de centrarse en la dieta

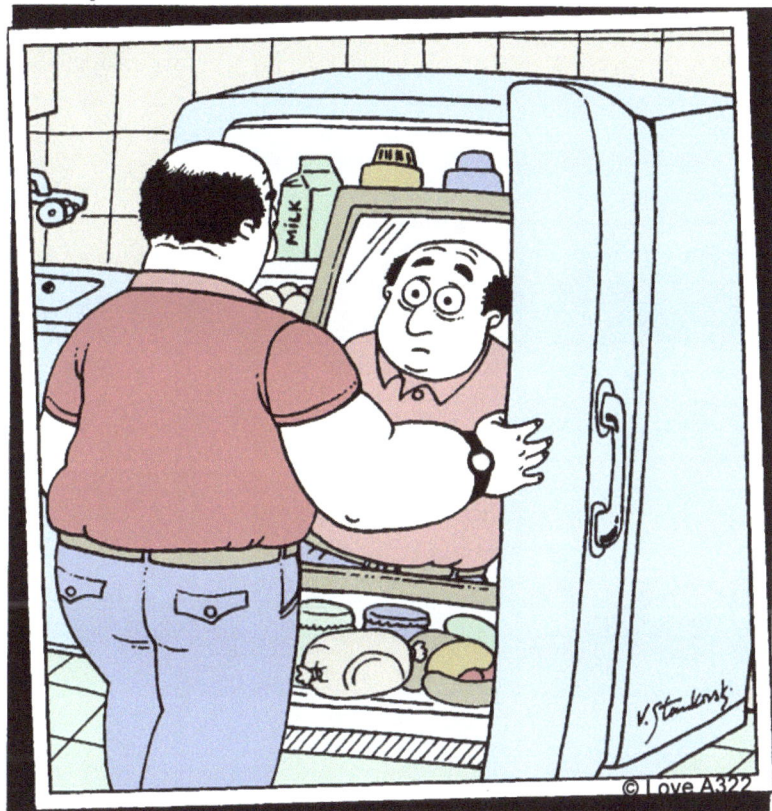

"Bob crea un sistema infalible para perder peso

Reproducido con la autorización de Jason Love.

Diario de dieta

"Donde usted empieza no es tan importante como donde termina."

Zig Ziglar

Registro diario de alimentos y ejercicio		
Día 1 (exceso)	**Día 2 (exceso)**	**Día 3 (inicio de la dieta)**
		Hora del desayuno:
		A
		B
		C
		Hora del almuerzo:
		A
		B
		C
		Hora de la cena:
		A
		B
		C
		Bocadillos
		Tipo de ejercicio
		Minutos de práctica
Día 4	**Día 5**	**Día 6**
Hora del desayuno:	**Hora del desayuno:**	**Hora del desayuno:**
A	A	A
B	B	B
C	C	C
Hora del almuerzo:	**Hora del almuerzo:**	**Hora del almuerzo:**
A	A	A
B	B	B
C	C	C
Hora de la cena:	**Hora de la cena:**	**Hora de la cena:**
A	A	A
B	B	B
C	C	C
Bocadillos	**Bocadillos**	**Bocadillos**
Tipo de ejercicio	**Tipo de ejercicio**	**Tipo de ejercicio**
Minutos de práctica	**Minutos de práctica**	**Minutos de práctica**

"Si usted no hace lo que es mejor para su cuerpo, entonces se encuentra en desventaja."Julius Erving

Registro diario de alimentos y ejercicio		
Día 7	**Día 8**	**Día 9**
Hora del desayuno:	Hora del desayuno:	Hora del desayuno:
A	A	A
B	B	B
C	C	C
Hora del almuerzo:	Hora del almuerzo:	Hora del almuerzo:
A	A	A
B	B	B
C	C	C
Hora de la cena:	Hora de la cena:	Hora de la cena:
A	A	A
B	B	B
C	C	C
Bocadillos	Bocadillos	Bocadillos
Tipo de ejercicio	Tipo de ejercicio	Tipo de ejercicio
Minutos de práctica	Minutos de práctica	Minutos de práctica
Día 10	**Día 11**	**Día 12**
Hora del desayuno:	Hora del desayuno:	Hora del desayuno:
A	A	A
B	B	B
C	C	C
Hora del almuerzo:	Hora del almuerzo:	Hora del almuerzo:
A	A	A
B	B	B
C	C	C
Hora de la cena:	Hora de la cena:	Hora de la cena:
A	A	A
B	B	B
C	C	C
Bocadillos	Bocadillos	Bocadillos
Tipo de ejercicio	Tipo de ejercicio	Tipo de ejercicio
Minutos de práctica	Minutos de práctica	Minutos de práctica

"¡La diferencia entre el intento y el triunfo es sólo un poco de esfuerzo!" **Marvin Phillips**

Registro diario de alimentos y ejercicio		
Día 13	**Día 14**	**Día 15**
Hora del desayuno:	Hora del desayuno:	Hora del desayuno:
A	A	A
B	B	B
C	C	C
Hora del almuerzo:	Hora del almuerzo:	Hora del almuerzo:
A	A	A
B	B	B
C	C	C
Hora de la cena:	Hora de la cena:	Hora de la cena:
A	A	A
B	B	B
C	C	C
Bocadillos	Bocadillos	Bocadillos
Tipo de ejercicio	Tipo de ejercicio	Tipo de ejercicio
Minutos de práctica	Minutos de práctica	Minutos de práctica
Día 16	**Día 17**	**Día 18**
Hora del desayuno:	Hora del desayuno:	Hora del desayuno:
A	A	A
B	B	B
C	C	C
Hora del almuerzo:	Hora del almuerzo:	Hora del almuerzo:
A	A	A
B	B	B
C	C	C
Hora de la cena:	Hora de la cena:	Hora de la cena:
A	A	A
B	B	B
C	C	C
Bocadillos	Bocadillos	Bocadillos
Tipo de ejercicio	Tipo de ejercicio	Tipo de ejercicio
Minutos de práctica	Minutos de práctica	Minutos de práctica

Aproveche esas escaleras en su ocupado día de trabajo.

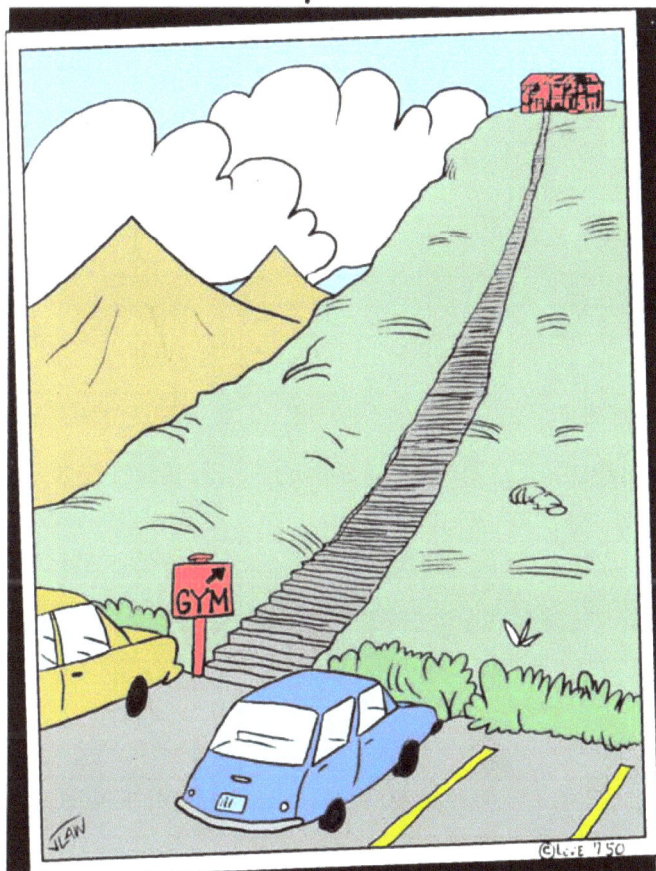

SNAPSHOTS by Jason Love

Un gimnasio que no necesita máquinas escaladoras

Reproducido con la autorización de Jason Love.

"Podemos hacer lo que queramos mientras nos mantengamos firmes el tiempo suficiente."
Helen Keller

Registro diario de alimentos y ejercicio		
Día 19	**Día 20**	**Día 21**
Hora del desayuno:	Hora del desayuno:	Hora del desayuno:
A	A	A
B	B	B
C	C	C
Hora del almuerzo:	Hora del almuerzo:	Hora del almuerzo:
A	A	A
B	B	B
C	C	C
Hora de la cena:	Hora de la cena:	Hora de la cena:
A	A	A
B	B	B
C	C	C
Bocadillos	Bocadillos	Bocadillos
Tipo de ejercicio	Tipo de ejercicio	Tipo de ejercicio
Minutos de práctica	Minutos de práctica	Minutos de práctica
Día 22	**Día 23**	**Día 24**
Hora del desayuno:	Hora del desayuno:	Hora del desayuno:
A	A	A
B	B	B
C	C	C
Hora del almuerzo:	Hora del almuerzo:	Hora del almuerzo:
A	A	A
B	B	B
C	C	C
Hora de la cena:	Hora de la cena:	Hora de la cena:
A	A	A
B	B	B
C	C	C
Bocadillos	Bocadillos	Bocadillos
Tipo de ejercicio	Tipo de ejercicio	Tipo de ejercicio
Minutos de práctica	Minutos de práctica	Minutos de práctica

"Usted no puede esperar alcanzar nuevos objetivos o avanzar más allá de sus circunstancias actuales a menos que usted cambie." **Les Brown**

Registro diario de alimentos y ejercicio		
Día 25	**Día 26**	**Día 27**
Hora del desayuno:	Hora del desayuno:	Hora del desayuno:
A	A	A
B	B	B
C	C	C
Hora del almuerzo:	Hora del almuerzo:	Hora del almuerzo:
A	A	A
B	B	B
C	C	C
Hora de la cena:	Hora de la cena:	Hora de la cena:
A	A	A
B	B	B
C	C	C
Bocadillos	Bocadillos	Bocadillos
Tipo de ejercicio	Tipo de ejercicio	Tipo de ejercicio
Minutos de práctica	Minutos de práctica	Minutos de práctica
Día 28	**Día 29**	**Día 30**
Hora del desayuno:	Hora del desayuno:	Hora del desayuno:
A	A	A
B	B	B
C	C	C
Hora del almuerzo:	Hora del almuerzo:	Hora del almuerzo:
A	A	A
B	B	B
C	C	C
Hora de la cena:	Hora de la cena:	Hora de la cena:
A	A	A
B	B	B
C	C	C
Bocadillos	Bocadillos	Bocadillos
Tipo de ejercicio	Tipo de ejercicio	Tipo de ejercicio
Minutos de práctica	Minutos de práctica	Minutos de práctica

"Si quiere lograr cualquier cosa en la vida, no puede simplemente recostarse y esperar a que ocurra. Usted tiene que hacerlo ocurrir."

Chuck Norris

Registro diario de alimentos y ejercicio		
Día 31	**Día 32**	**Día 33**
Hora del desayuno:	**Hora del desayuno:**	**Hora del desayuno:**
A	A	A
B	B	B
C	C	C
Hora del almuerzo:	**Hora del almuerzo:**	**Hora del almuerzo:**
A	A	A
B	B	B
C	C	C
Hora de la cena:	**Hora de la cena:**	**Hora de la cena:**
A	A	A
B	B	B
C	C	C
Bocadillos	**Bocadillos**	**Bocadillos**
Tipo de ejercicio	**Tipo de ejercicio**	**Tipo de ejercicio**
Minutos de práctica	**Minutos de práctica**	**Minutos de práctica**
Día 34	**Día 35**	**Día 36**
Hora del desayuno:	**Hora del desayuno:**	**Hora del desayuno:**
A	A	A
B	B	B
C	C	C
Hora del almuerzo:	**Hora del almuerzo:**	**Hora del almuerzo:**
A	A	A
B	B	B
C	C	C
Hora de la cena:	**Hora de la cena:**	**Hora de la cena:**
A	A	A
B	B	B
C	C	C
Bocadillos	**Bocadillos**	**Bocadillos**
Tipo de ejercicio	**Tipo de ejercicio**	**Tipo de ejercicio**
Minutos de práctica	**Minutos de práctica**	**Minutos de práctica**

"Actúe como si fuera imposible fallar." Dorothea Brande

Registro diario de alimentos y ejercicio		
Día 37	Día 38	Día 39
Hora del desayuno:	Hora del desayuno:	Hora del desayuno:
A	A	A
B	B	B
C	C	C
Hora del almuerzo:	Hora del almuerzo:	Hora del almuerzo:
A	A	A
B	B	B
C	C	C
Hora de la cena:	Hora de la cena:	Hora de la cena:
A	A	A
B	B	B
C	C	C
Bocadillos	Bocadillos	Bocadillos
Tipo de ejercicio	Tipo de ejercicio	Tipo de ejercicio
Minutos de práctica	Minutos de práctica	Minutos de práctica
Día 40	Día 41	Día 42
Hora del desayuno:	Hora del desayuno:	Hora del desayuno:
A	A	A
B	B	B
C	C	C
Hora del almuerzo:	Hora del almuerzo:	Hora del almuerzo:
A	A	A
B	B	B
C	C	C
Hora de la cena:	Hora de la cena:	Hora de la cena:
A	A	A
B	B	B
C	C	C
Bocadillos	Bocadillos	Bocadillos
Tipo de ejercicio	Tipo de ejercicio	Tipo de ejercicio
Minutos de práctica	Minutos de práctica	Minutos de práctica

"Aprovéchate al máximo a ti mismo, pues no tienes otra cosa."

Ralph Waldo Emerson

Registro diario de alimentos y ejercicio		
Día 43	**Día 44**	**Día 45**
Hora del desayuno:	Hora del desayuno:	Hora del desayuno:
A	A	A
B	B	B
C	C	C
Hora del almuerzo:	Hora del almuerzo:	Hora del almuerzo:
A	A	A
B	B	B
C	C	C
Hora de la cena:	Hora de la cena:	Hora de la cena:
A	A	A
B	B	B
C	C	C
Bocadillos	Bocadillos	Bocadillos
Tipo de ejercicio	Tipo de ejercicio	Tipo de ejercicio
Minutos de práctica	Minutos de práctica	Minutos de práctica
Día 46	**Día 47**	**Día 48**
Hora del desayuno:	Hora del desayuno:	Hora del desayuno:
A	A	A
B	B	B
C	C	C
Hora del almuerzo:	Hora del almuerzo:	Hora del almuerzo:
A	A	A
B	B	B
C	C	C
Hora de la cena:	Hora de la cena:	Hora de la cena:
A	A	A
B	B	B
C	C	C
Bocadillos	Bocadillos	Bocadillos
Tipo de ejercicio	Tipo de ejercicio	Tipo de ejercicio
Minutos de práctica	Minutos de práctica	Minutos de práctica

"Perder peso me ayudará a obtener un nuevo amigo. ¡Ese nuevo amigo soy yo mismo!"
Desconocido

Registro diario de alimentos y ejercicio		
Día 49	**Día 50**	**Día 51**
Hora del desayuno:	Hora del desayuno:	Hora del desayuno:
A	A	A
B	B	B
C	C	C
Hora del almuerzo:	Hora del almuerzo:	Hora del almuerzo:
A	A	A
B	B	B
C	C	C
Hora de la cena:	Hora de la cena:	Hora de la cena:
A	A	A
B	B	B
C	C	C
Bocadillos	Bocadillos	Bocadillos
Tipo de ejercicio	Tipo de ejercicio	Tipo de ejercicio
Minutos de práctica	Minutos de práctica	Minutos de práctica
Día 52	**Día 53**	**Día 54**
Hora del desayuno:	Hora del desayuno:	Hora del desayuno:
A	A	A
B	B	B
C	C	C
Hora del almuerzo:	Hora del almuerzo:	Hora del almuerzo:
A	A	A
B	B	B
C	C	C
Hora de la cena:	Hora de la cena:	Hora de la cena:
A	A	A
B	B	B
C	C	C
Bocadillos	Bocadillos	Bocadillos
Tipo de ejercicio	Tipo de ejercicio	Tipo de ejercicio
Minutos de práctica	Minutos de práctica	Minutos de práctica

"Nunca, nunca, nunca te des por vencido."　　　　　　**Winston Churchill**

Registro diario de alimentos y ejercicio		
Día 55	**Día 56**	**Día 57**
Hora del desayuno:	**Hora del desayuno:**	**Hora del desayuno:**
A	A	A
B	B	B
C	C	C
Hora del almuerzo:	**Hora del almuerzo:**	**Hora del almuerzo:**
A	A	A
B	B	B
C	C	C
Hora de la cena:	**Hora de la cena:**	**Hora de la cena:**
A	A	A
B	B	B
C	C	C
Bocadillos	**Bocadillos**	**Bocadillos**
Tipo de ejercicio	**Tipo de ejercicio**	**Tipo de ejercicio**
Minutos de práctica	**Minutos de práctica**	**Minutos de práctica**
Día 58	**Día 59**	**Día 60**
Hora del desayuno:	**Hora del desayuno:**	**Hora del desayuno:**
A	A	A
B	B	B
C	C	C
Hora del almuerzo:	**Hora del almuerzo:**	**Hora del almuerzo:**
A	A	A
B	B	B
C	C	C
Hora de la cena:	**Hora de la cena:**	**Hora de la cena:**
A	A	A
B	B	B
C	C	C
Bocadillos	**Bocadillos**	**Bocadillos**
Tipo de ejercicio	**Tipo de ejercicio**	**Tipo de ejercicio**
Minutos de práctica	**Minutos de práctica**	**Minutos de práctica**

"La victoria pertenece al más perseverante."   Napoleón

Registro diario de alimentos y ejercicio		
Día 61	**Día 62**	**Día 63**
Hora del desayuno:	Hora del desayuno:	Hora del desayuno:
A	A	A
B	B	B
C	C	C
Hora del almuerzo:	Hora del almuerzo:	Hora del almuerzo:
A	A	A
B	B	B
C	C	C
Hora de la cena:	Hora de la cena:	Hora de la cena:
A	A	A
B	B	B
C	C	C
Bocadillos	Bocadillos	Bocadillos
Tipo de ejercicio	Tipo de ejercicio	Tipo de ejercicio
Minutos de práctica	Minutos de práctica	Minutos de práctica
Día 64	**Día 65**	**Día 66**
Hora del desayuno:	Hora del desayuno:	Hora del desayuno:
A	A	A
B	B	B
C	C	C
Hora del almuerzo:	Hora del almuerzo:	Hora del almuerzo:
A	A	A
B	B	B
C	C	C
Hora de la cena:	Hora de la cena:	Hora de la cena:
A	A	A
B	B	B
C	C	C
Bocadillos	Bocadillos	Bocadillos
Tipo de ejercicio	Tipo de ejercicio	Tipo de ejercicio
Minutos de práctica	Minutos de práctica	Minutos de práctica

"Cuide a su cuerpo. Es el único lugar que tiene para vivir."   **Jim Rohn**

Registro diario de alimentos y ejercicio		
Día 67	**Día 68**	**Día 69**
Hora del desayuno:	Hora del desayuno:	Hora del desayuno:
A	A	A
B	B	B
C	C	C
Hora del almuerzo:	Hora del almuerzo:	Hora del almuerzo:
A	A	A
B	B	B
C	C	C
Hora de la cena:	Hora de la cena:	Hora de la cena:
A	A	A
B	B	B
C	C	C
Bocadillos	Bocadillos	Bocadillos
Tipo de ejercicio	Tipo de ejercicio	Tipo de ejercicio
Minutos de práctica	Minutos de práctica	Minutos de práctica
Día 70	**Día 71**	**Día 72**
Hora del desayuno:	Hora del desayuno:	Hora del desayuno:
A	A	A
B	B	B
C	C	C
Hora del almuerzo:	Hora del almuerzo:	Hora del almuerzo:
A	A	A
B	B	B
C	C	C
Hora de la cena:	Hora de la cena:	Hora de la cena:
A	A	A
B	B	B
C	C	C
Bocadillos	Bocadillos	Bocadillos
Tipo de ejercicio	Tipo de ejercicio	Tipo de ejercicio
Minutos de práctica	Minutos de práctica	Minutos de práctica

"Nada que valga la pena tener en este mundo se consigue fácilmente"

Dr. Kelso en Scrubs

Registro diario de alimentos y ejercicio		
Día 73	**Día 74**	**Día 75**
Hora del desayuno:	Hora del desayuno:	Hora del desayuno:
A	A	A
B	B	B
C	C	C
Hora del almuerzo:	Hora del almuerzo:	Hora del almuerzo:
A	A	A
B	B	B
C	C	C
Hora de la cena:	Hora de la cena:	Hora de la cena:
A	A	A
B	B	B
C	C	C
Bocadillos	Bocadillos	Bocadillos
Tipo de ejercicio	Tipo de ejercicio	Tipo de ejercicio
Minutos de práctica	Minutos de práctica	Minutos de práctica
Día 76	**Día 77**	**Día 78**
Hora del desayuno:	Hora del desayuno:	Hora del desayuno:
A	A	A
B	B	B
C	C	C
Hora del almuerzo:	Hora del almuerzo:	Hora del almuerzo:
A	A	A
B	B	B
C	C	C
Hora de la cena:	Hora de la cena:	Hora de la cena:
A	A	A
B	B	B
C	C	C
Bocadillos	Bocadillos	Bocadillos
Tipo de ejercicio	Tipo de ejercicio	Tipo de ejercicio
Minutos de práctica	Minutos de práctica	Minutos de práctica

"No lo intentes. Hazlo o no lo hagas, pero no lo intentes."
Yoda en La Guerra de las Galaxias

Registro diario de alimentos y ejercicio		
Día 79	**Día 80**	**Día 81**
Hora del desayuno:	**Hora del desayuno:**	**Hora del desayuno:**
A	A	A
B	B	B
C	C	C
Hora del almuerzo:	**Hora del almuerzo:**	**Hora del almuerzo:**
A	A	A
B	B	B
C	C	C
Hora de la cena:	**Hora de la cena:**	**Hora de la cena:**
A	A	A
B	B	B
C	C	C
Bocadillos	**Bocadillos**	**Bocadillos**
Tipo de ejercicio	**Tipo de ejercicio**	**Tipo de ejercicio**
Minutos de práctica	**Minutos de práctica**	**Minutos de práctica**
Día 82	**Día 83**	**Día 84**
Hora del desayuno:	**Hora del desayuno:**	**Hora del desayuno:**
A	A	A
B	B	B
C	C	C
Hora del almuerzo:	**Hora del almuerzo:**	**Hora del almuerzo:**
A	A	A
B	B	B
C	C	C
Hora de la cena:	**Hora de la cena:**	**Hora de la cena:**
A	A	A
B	B	B
C	C	C
Bocadillos	**Bocadillos**	**Bocadillos**
Tipo de ejercicio	**Tipo de ejercicio**	**Tipo de ejercicio**
Minutos de práctica	**Minutos de práctica**	**Minutos de práctica**

"Vivir un estilo de vida sano sólo le privará de una mala salud, del embotamiento y de la grasa."

Jill Johnson

Registro diario de alimentos y ejercicio		
Día 85	Día 86	Día 87
Hora del desayuno:	Hora del desayuno:	Hora del desayuno:
A	A	A
B	B	B
C	C	C
Hora del almuerzo:	Hora del almuerzo:	Hora del almuerzo:
A	A	A
B	B	B
C	C	C
Hora de la cena:	Hora de la cena:	Hora de la cena:
A	A	A
B	B	B
C	C	C
Bocadillos	Bocadillos	Bocadillos
Tipo de ejercicio	Tipo de ejercicio	Tipo de ejercicio
Minutos de práctica	Minutos de práctica	Minutos de práctica
Día 88	Día 89	Día 90
Hora del desayuno:	Hora del desayuno:	Hora del desayuno:
A	A	A
B	B	B
C	C	C
Hora del almuerzo:	Hora del almuerzo:	Hora del almuerzo:
A	A	A
B	B	B
C	C	C
Hora de la cena:	Hora de la cena:	Hora de la cena:
A	A	A
B	B	B
C	C	C
Bocadillos	Bocadillos	Bocadillos
Tipo de ejercicio	Tipo de ejercicio	Tipo de ejercicio
Minutos de práctica	Minutos de práctica	Minutos de práctica

"Hay sólo dos opciones; avanzar o poner excusas." **Ellen Mikesell**

Registro diario de alimentos y ejercicio		
Día 91	**92**	**93**
Hora del desayuno:	Hora del desayuno:	Hora del desayuno:
A	A	A
B	B	B
C	C	C
Hora del almuerzo:	Hora del almuerzo:	Hora del almuerzo:
A	A	A
B	B	B
C	C	C
Hora de la cena:	Hora de la cena:	Hora de la cena:
A	A	A
B	B	B
C	C	C
Bocadillos	Bocadillos	Bocadillos
Tipo de ejercicio	Tipo de ejercicio	Tipo de ejercicio
Minutos de práctica	Minutos de práctica	Minutos de práctica
Día 94	**Día 95**	**Día 96**
Hora del desayuno:	Hora del desayuno:	Hora del desayuno:
A	A	A
B	B	B
C	C	C
Hora del almuerzo:	Hora del almuerzo:	Hora del almuerzo:
A	A	A
B	B	B
C	C	C
Hora de la cena:	Hora de la cena:	Hora de la cena:
A	A	A
B	B	B
C	C	C
Bocadillos	Bocadillos	Bocadillos
Tipo de ejercicio	Tipo de ejercicio	Tipo de ejercicio
Minutos de práctica	Minutos de práctica	Minutos de práctica

"Para alargar su vida, reduzca sus comidas."   **Proverbio antiguo**

Registro diario de alimentos y ejercicio		
Día 97	**Día 98**	**Día 99**
Hora del desayuno:	Hora del desayuno:	Hora del desayuno:
A	A	A
B	B	B
C	C	C
Hora del almuerzo:	Hora del almuerzo:	Hora del almuerzo:
A	A	A
B	B	B
C	C	C
Hora de la cena:	Hora de la cena:	Hora de la cena:
A	A	A
B	B	B
C	C	C
Bocadillos	Bocadillos	Bocadillos
Tipo de ejercicio	Tipo de ejercicio	Tipo de ejercicio
Minutos de práctica	Minutos de práctica	Minutos de práctica
Día 100	**Día 101**	**Día 102**
Hora del desayuno:	Hora del desayuno:	Hora del desayuno:
A	A	A
B	B	B
C	C	C
Hora del almuerzo:	Hora del almuerzo:	Hora del almuerzo:
A	A	A
B	B	B
C	C	C
Hora de la cena:	Hora de la cena:	Hora de la cena:
A	A	A
B	B	B
C	C	C
Bocadillos	Bocadillos	Bocadillos
Tipo de ejercicio	Tipo de ejercicio	Tipo de ejercicio
Minutos de práctica	Minutos de práctica	Minutos de práctica

¡¡Felicitaciones!!

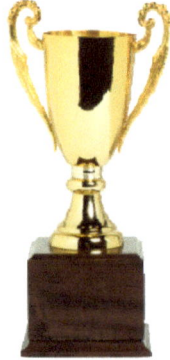

No es indispensable seguir registrando sus comidas de aquí en adelante, pero si siente que esto puede ayudarle a evitar el consumo de alimentos poco saludables, entonces haga su propio diario o use nuestra aplicación en línea.

"El éxito es una suma de pequeños esfuerzos repetidos día tras día."

Robert Collier

¡Recuerde! "Comer sanamente es vivir sanamente®"

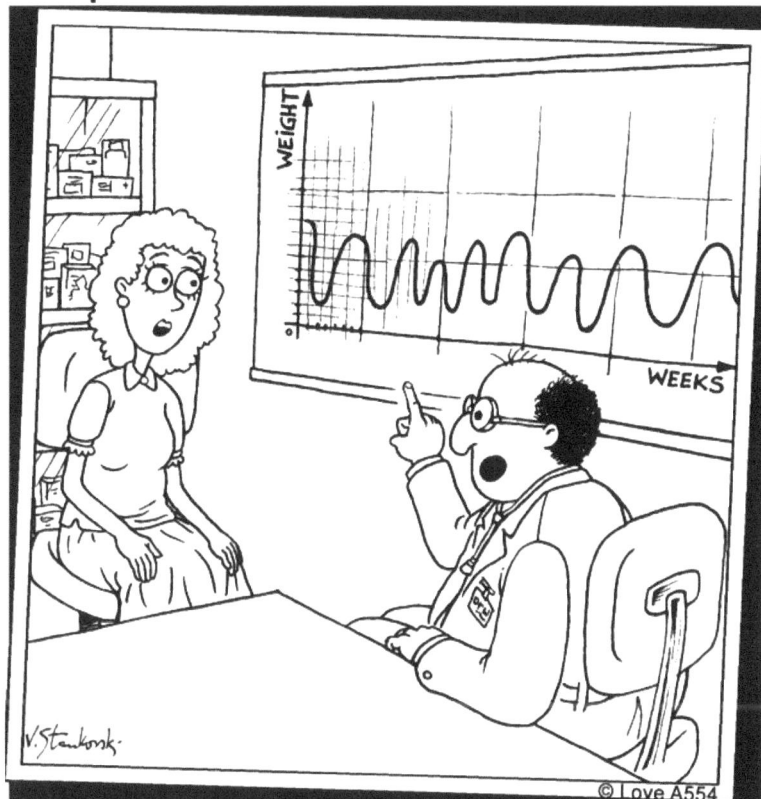

"Felicitaciones, Kathy. El parque de diversiones quiere diseñar su nueva atracción basándose en tu diagrama de peso."

Reproducido con la autorización de Jason Love.

Visite **www.iHealthRevolution.com** para adquirir los siguientes
artículos:
Escanee el código QR

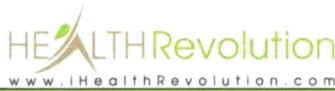

Sustitutos de alimentos

⬜⬜Sustituto de alimentos⬜de alta calidad	⬜ Omega-3	⬜ Alto en proteínas
⬜ Contiene la dosis diaria de vitaminas	⬜ Alto en fibra	⬜ Antioxidantes y calcio
⬜⬜ ¡SABE MUY BIEN!		

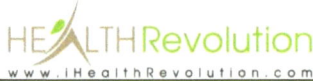

Barra Revolution

⬜ Barra nutritiva de alta calidad	⬜ Omega-3	⬜Antioxidantes
⬜ Ayuda al control del apetito	⬜ Alta en fibra	⬜ Calcio
⬜⬜ ¡SABE MUY BIEN!		

Aplicación móvil.

	IPhone Android BlackBerry

Descargo de responsabilidad:

Con respecto a la HCG, esta es la declaración de la FDA.

INDICACIONES Y USO: No se ha demostrado que la HCG sea una terapia adjunta eficaz para el tratamiento de la obesidad. No existen pruebas concretas de que incremente la pérdida de peso más allá de la que resulta de la limitación calórica, de que cause una distribución más atractiva o "normal" de la grasa o que reduzca el apetito y el malestar relacionado con las dietas de restricción calórica.

Por favor consulte a su médico o a su proveedor de salud antes de iniciar esta dieta.

LAS AFIRMACIONES PRESENTADAS EN ESTE LIBRO NO HAN SIDO VALORADAS POR LA DIRECCIÓN DE ALIMENTACIÓN Y FÁRMACOS DE EE UU. ESTE PRODUCTO NO ESTÁ DISEÑADO PARA DIAGNOSTICAR, TRATAR, CURAR O PREVENIR NINGUNA ENFERMEDAD.

Fuentes:

1. [1]Mei Z, Grummer-Strawn LM, Pietrobelli A, Goulding A, Goran MI, Dietz WH. Validity of body mass index compared with other body-composition screening indexes for the assessment of body fatness in children and adolescents. *American Journal of Clinical Nutrition* 2002;7597–985.
2. [2]Garrow JS and Webster J. Quetelet's index (W/H2) as a measure of fatness. *International Journal of Obesity* 1985;9:147–153.
3. [3]Prentice AM and Jebb SA. Beyond Body Mass Index. *Obesity Reviews*. 2001 August; 2(3): 141–7.
4. [4]Gallagher D, et al. How useful is BMI for comparison of body fatness across age, sex and ethnic groups? *American Journal of Epidemiology* 1996; 143:228–239.
5. [5]World Health Organization. Physical status: The use and interpretation of anthropometry. Geneva, Switzerland: World Health Organization 1995. WHO Technical Report Series.
6. www.drweil.com
7. www.CDC.gov
8. www.nhlbisupport.com
9. www.nhlbisupport.com/bmi/bmicalc.htm
10. www.JasonLove.com
11. www.glasbergen.com

FIN

www.ingramcontent.com/pod-product-compliance
Lightning Source LLC
Chambersburg PA
CBHW040131270326
41929CB00001B/4